아! 이게 다 호르몬 때문이었어?

연세대 의대 안철우 교수가 들려주는 호르몬 질환 정복법

아! 이게 다 호르몬 때문이었어?

초판 1쇄 발행 2014년 12월 9일
초판 2쇄 발행 2015년 2월 13일

지은이 안철우
펴낸이 장길수
펴낸곳 지식과감성#
출판등록 제2012-000081호

디자인 윤혜성
편집 임혜수, 양보영, 민영기
교정 홍혜림, 이인영
마케팅 안신광

주소 서울시 금천구 가산동 60-5 갑을그레이트밸리 B동 402호
전화 070-4651-3730~3
팩스 070-4325-7006
이메일 ksbookup@naver.com
홈페이지 www.knsbookup.com

ISBN 979-11-5528-309-7(13510)
값 15,000원

ⓒ 안철우 2014 Printed in Korea

잘못된 책은 구입하신 곳에서 바꾸어 드립니다.
이 책의 전부 또는 일부 내용을 재사용하려면 사전에 저작권자와 펴낸곳의 동의를 받아야 합니다.

이 도서의 국립중앙도서관 출판예정도서목록(CIP)은 서지정보유통지원시스템 홈페이지
(http://seoji.nl.go.kr)와 국가자료공동목록시스템(http://www.nl.go.kr/kolisnet)에서
이용하실 수 있습니다. (CIP제어번호: CIP2014034886)

홈페이지 바로가기

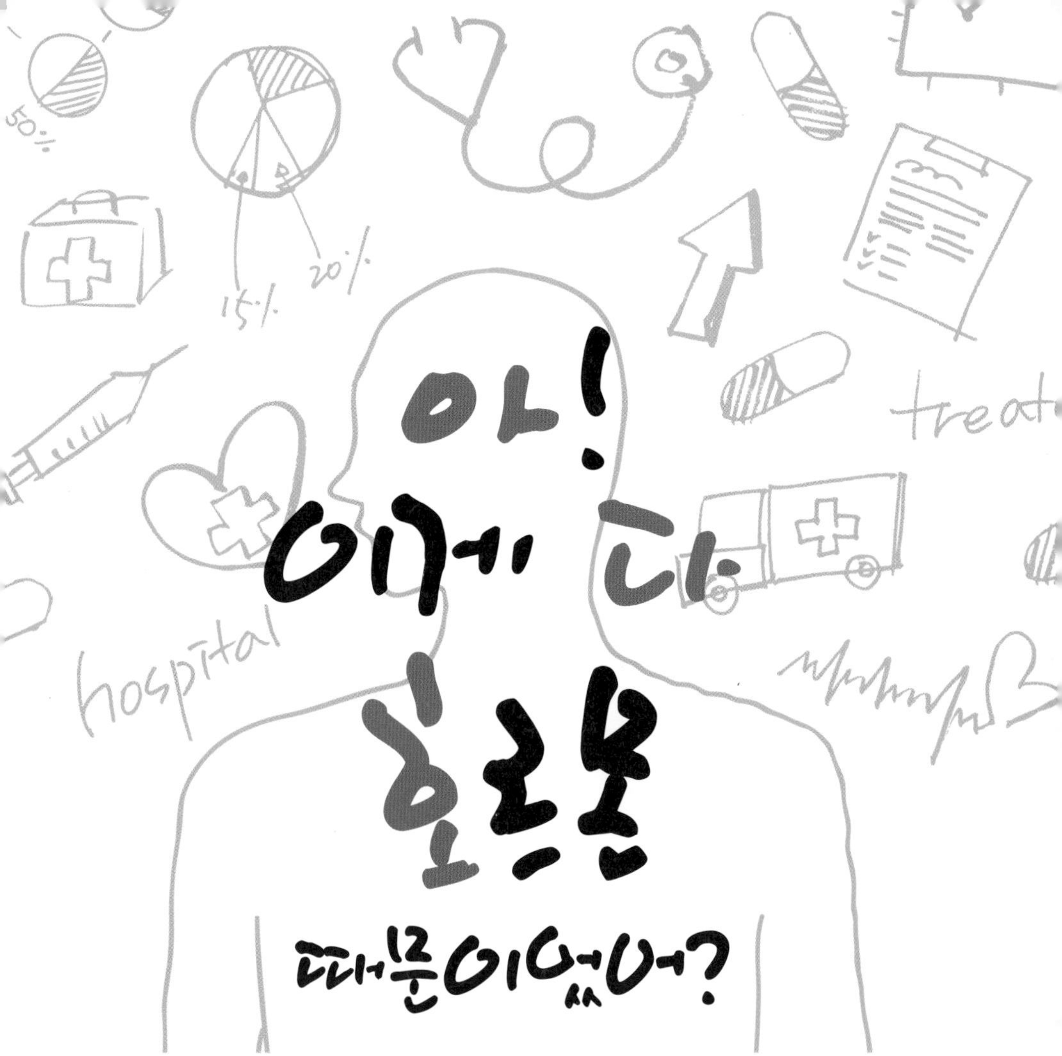

아! 이게 다 호르몬 때문이었어?

연세대 의대 안철우 교수가 들려주는 호르몬 질환 정복법!

안철우 지음

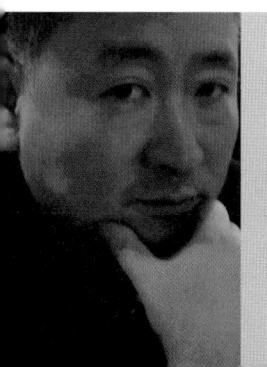

안철우 교수와 함께 알아보는 아다호
여러분의 호르몬 안녕하십니까?

쉽게 지나쳤던 호르몬이 당신의 건강은 물론
젊음까지 빼앗아 가고 있다.
7살 어려지고 싶다면 지금 당장 호르몬부터 관리하라!

Prologue
여러분의 호르몬은 안녕하십니까?

호르몬은 우리가 생각하는 것보다 많은 역할을 합니다. 우리의 다양한 신진대사의 중추적인 요소일 뿐만 아니라 인간의 다양성을 설명하는 데에도 호르몬의 작용을 빼놓을 수 없습니다. 한 개인이 시시각각으로 변하는 다양한 상태도 호르몬의 영향 때문입니다. 항상성을 유지하는 호르몬이 없다면 우리는 균형점을 잃어버리고 건강을 상실할 것입니다. 따라서 우리는 호르몬을 통해서 생명현상에 대한 깊은 숙고를 해야만 건강과 행복을 유지할 수가 있는 것입니다.

사람들은 호르몬이란 용어에 대해 이미 익숙해져 있습니다. 그렐린이니 렙틴 같은 낯선 호르몬도 있지만 여성호르몬인 에스트로겐, 남성호르몬인 테스토스테론 등 일반인들에게 잘 알려진 호르몬들도 있습니다. 조금 의학적이기는 해도 호르몬 치료와 같은 단어들도 더 이상 낯선 말들이 아닙니다. 그래서인지 대부분의 사람들은 호르몬에 대해 잘 알고 있다고 생각하고 있습니다. 그러나, 막상 호르몬의 작용에 대해 조금 깊이 얘기하면 사람들은 정확히는 잘 모르고 특히 호르몬의 기능에 대해서 얘기하자면 너무 복잡하게 생각하면서 어렵게 생각하기도 합니다.

제가 내분비대사내과에 입문하고 도대체 내분비라는 것이 무엇인가? 생각해 보다가 한마디로 호르몬을 연구하는 분야라고 뭉뚱그려 단정을 내었고, 이러한 내분비적인 시각에서 호르몬에 대해 일반인들이 쉽게 이해할 수 있는 책을 써보고 싶었습니다. 그래서 어렵지 않게 그리고 일반인들에게 강의하듯이 책을 써보고 싶었습니다. 문어체가 아니고 구어체로 써보고 싶었습니다.

그래서 이 책을 다음과 같은 순서로 구성하게 되었습니다. 호르몬이란 무엇이고 호르몬에 따른 증상 질환 치료 등의 순서로 사례와 증상 중심으로 강연하듯이 "다섯 개의 이야기"로 나누어서 구술하고, 각 이야기의 끝 부분에는 일반인들이 오해하는 호르몬에 대한 사항들이나 흥미 중심의 내용들을 정리하는 코너도 만들어 보았습니다.

이제는 감사의 말을 조용히 전해야 하는 시간입니다. 보잘 것 없는 졸작이지만 지난여름을 뜨겁게 보내면서 여러 감사하는 분들이 많이 생각났습니다. 처음에 이 책의 출발이 있게 했던 작년 가을 〈시월의 어느 멋진 날〉도 회상되구요. 너무도 감사한 많은 분들에게 짧은 지면을 통해서는 다 전할 수 없겠지만 진심으로 감사하다는 말씀을 드리고 싶습니다. 항상 저에게 엄청난 행복의 호르몬을 주는 우리 가족들과 무한한 도파민, 페닐에틸아민, 엔도르핀 그리고 옥시토신의 힘으로 저를 믿고 응원해주는 스승님, 선배님, 동료, 후배, 제자 그리고 지인들에게 이 책의 처음부터 끝까지, 전부를 헌정하고 싶습니다.

자! 이제부터 들어는 봤지만 정확히 뭔지 모르겠는 호르몬. 호르몬이 몸은 물론 마음의 건강까지 관장한다는 걸 아시는지요? 이제 심신의 건강을 책임지는 호르몬의 틈새 구멍을 통하여 생로병사의 비밀을 밝혀보겠습니다.

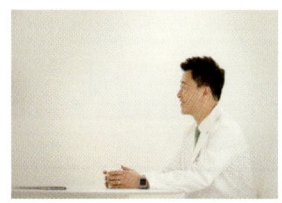

2014년 겨울 강남세브란스 안 철 우

Table of contents
이 책의 목차

Prologue 여러분의 호르몬은 안녕하십니까? 5

첫 번째 이야기
증상으로 알아보는 호르몬의 세계

① 우리 가족들의 호르몬 증상 이야기   13
② 사랑과 이별의 호르몬 증상 이야기   20
③ 다른 가족들의 호르몬 증상 이야기   28
④ 여성들의 대표 호르몬 질환 증상 이야기   31

첫 번째 이야기 Point
호르몬의 오해와 진실 조금 더 남겨진 궁금한 이야기

두 번째 이야기
호르몬의 정의와 작용

① 호르몬의 정의와 생로병사 이야기   41
② 호르몬의 여정 이야기   45
③ 호르몬의 작용과 조절 이야기   51

두 번째 이야기 Point
호르몬의 오해와 진실 조금 더 남겨진 궁금한 이야기

세 번째 이야기
호르몬과 제대로 친해지기

① 호르몬과 질병 이야기	65
② 환경호르몬 이야기	90
③ 호르몬 검사 이야기	91

세 번째 이야기 Point
호르몬의 오해와 진실 조금 더 남겨진 궁금한 이야기

네 번째 이야기
진료실이 있는 호르몬 풍경

① 호르몬과 건강 이야기	101
② 호르몬과 치유 이야기	113
③ 호르몬들의 소통 이야기	140

네 번째 이야기 Point
호르몬의 오해와 진실 조금 더 남겨진 궁금한 이야기

다섯 번째 이야기
건강한 당신을 위한 현명한 호르몬 관리

① 호르몬 요법과 노화혁명 이야기	157
② 호르몬 대체 요법 이야기	158
③ 나만의 호르몬 관리 비법 이야기	162

다섯 번째 이야기 Point
호르몬의 오해와 진실 조금 더 남겨진 궁금한 이야기

Epilogue 호르몬 타임머신을 통해서 벤자민의 시간 여행을 떠나며 172
호르몬 사전 쉽게 찾아보는 대표적인 호르몬들 174
호르몬 백과 증상으로 알아보는 10대 호르몬 질환 180

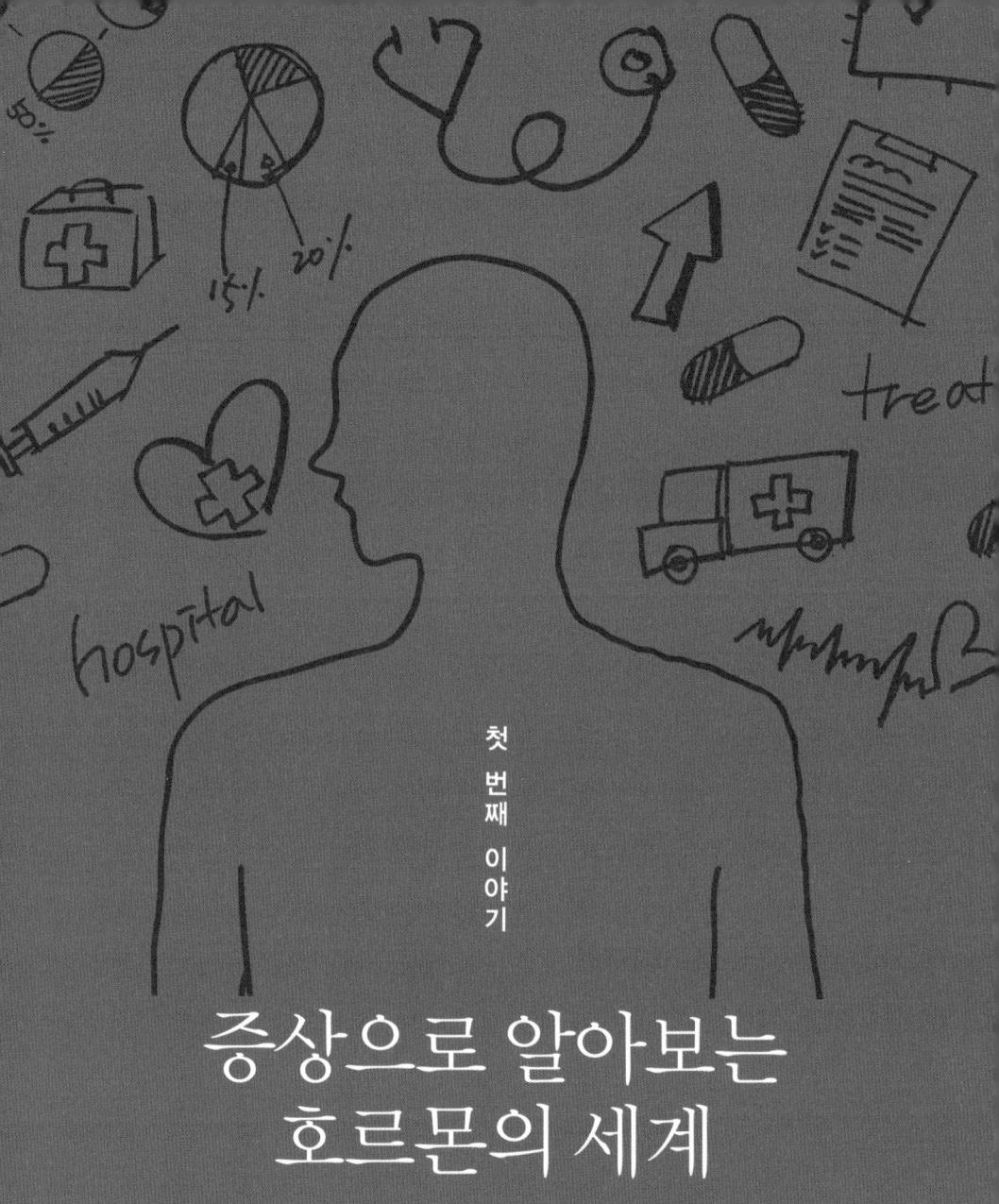

첫 번째 이야기

증상으로 알아보는 호르몬의 세계

01 우리 가족들의 호르몬 증상 이야기 · 02 사랑과 이별의 호르몬 증상 이야기
03 다른 가족들의 호르몬 증상 이야기 · 04 여성들의 대표 호르몬 질환 증상 이야기

만성피로증후군 불면증 대사증후군
당뇨병 갑상선 폐경 남성갱년기 우울증
불안 초조 고혈압 비만도 모두 호르몬 때문이다.

> 첫 번째
> 이야기

증상으로 알아보는 호르몬의 세계

여러분! 호르몬이라고 많이 들어보셨지요?
그렇지만 많이 들어보긴 했는데 사실 너무 많기도 하고 정확히 뭔지는 모르는 경우가 많은 것 같습니다. 그래서 제가 오늘 〈호르몬에 대한 다섯 가지 이야기〉를 말씀드리려고 합니다.

호르몬별로 분류하는 건 너무 전문적인 느낌이 강하므로 〈증상으로 알아보는 호르몬의 세계〉를 통해 증상별로 호르몬을 설명하며 시작하겠습니다.

01 우리 가족들의 호르몬 증상 이야기

1) 부쩍 주변에서 일어나는 수상한 사건들과 이야기들

본격적으로 〈증상으로 알아보는 호르몬의 세계〉에 대해 이야기하기 전에 요즘 일반적인 가족들에게 일어날 수 있는 몇 가지, 전에 없던 일어날 수 있는 사건들의 일화를 예로 들어 보겠습니다 여러분, 혹시 요즘 '나 왜 이러지?', '예전엔 안 그랬는데...', ' 왜 이렇게 성격이 이상해졌지?' 이런 적 없으신지요? 무시로라는 노래의 "내가 왜 이러는지 몰라. 도대체 왜 이런지 몰라."라고 하는 가사처럼 진료실에서 저를 찾아오는 분들 중에서 이런 고민 털어 놓는 분들, 참 많으신데요. 중년 여성분들 중에서 예전보다 성격이 좀 괴팍해졌다, 고약스러워졌다고 라고 생각하시는 분들 많으시더라구요... 여러분은 어떠신가요?

또 이런 분들도 있을 겁니다. 분명, 몇 시간 전에 저녁을 먹었는데... 금방 배가 고파지는 거죠. 라면 한 개 끓여서 야식을 먹어야 잠자리에 들 수 있을 것 같은... 그런 분들 계시죠?

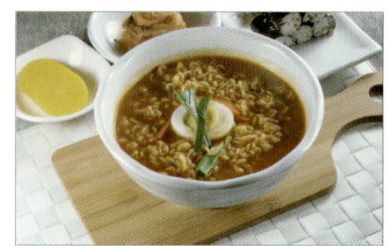

이게 바로 '나 왜 이러지?'하는 문제인데요. 뭐 데카르트처럼 철학적인 고뇌의 문제까지는 아니더라도 어쩐지 자꾸 요즘 내가 아닌 내가 되어가는 느낌! 정말, 왜 그러는 걸까요? 이거 순전히 나의 문제일까요? 아니면 내 안의 또 다른 무언가의 문제일까요?

그런데... 사실 '나 왜 이러지?'에서 끝나면 그나마 괜찮습니다만, 조금 더 나아가면 내가 아니라, 나뿐만이 아니라 '우리 남편 왜 저러지?', '그렇게 예뻤던 우리 큰아들, 도대체 왜 저러는 거야?' 등 가족들의 문제들로 넘어가게 되는 겁니다. 예전에 그 늠름했던 남편, 요즘은 어떠세요? 왜 저렇게 속이 좁은 거야? 정말 밴댕이 소갈딱지 같아... 라고 생각해 본 적 있으시죠? 자, 그렇다면 그게 정말 남편만의 문제일까요? 남편 안에 또 다른 무언가가 작용하고 있는 건 아닐까요?

남성들도 역시 마찬가지죠? 왜 그렇게 부인들이 예민해지고 짜증을 내는 거야? 하는 생각이야 너무 많이 하는 것이고, 그것 말고도 남자들도 자존심 때문에 말은 안 하지만 자꾸 우울해지면 마음이 약해지는 느낌이 들 때가 있지 않나요? 또, 자꾸 피곤해지고 만사가 다 귀찮고 하는 생각들 들 때 있지요? 그러면서도 내가 왜 이럴까? 막연한 근심 걱정이 생기고 그렇지만 딱히 일반적인 검사를 해도 이상은 없어서 더 답답하고요!

자녀들 역시 마찬가지입니다. 예쁘고 싹싹하고 말 잘 들었던 아들, 딸이 고학년이 되고, 중학생이 되고 나면 어떻게 변하나요? 말 붙이기도 힘들 만큼 짜증이 눈에 서려 있고, 화도 잘 내곤 합니다. 그런 경험 있으시죠?

그렇다면 그건 정말 아이의 문제일까요? 이쯤 되면 눈치 빠른 분들, 아마 눈치 채셨을 텐데요… 맞습니다. 그 무엇이 바로 오늘 제가 여러분들과 이야기 할 '호르몬' 때문입니다.

그러니까 '호르몬'을 이해한다는 건 질병과 건강을 이해하는 것뿐만 아니라 바로 '나'와 '가족'을 이해하는 밑거름이 될 수 있습니다. 바꿔 말씀드리면 '호르몬'을 이해하지 못한다면 자칫 가족의 화목함도 깨질 수 있다는 겁니다.

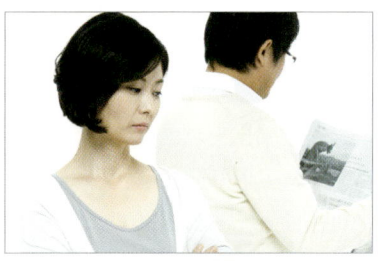

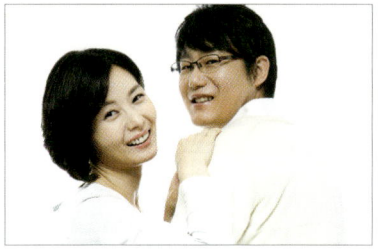

이제 여러분들, '호르몬'이 궁금해지셨나요? 그럼 지금부터 저와

함께 증상으로 알아보는 호르몬의 세계로 출발해 보겠습니다!

중년 여성이 있었습니다. 성격이 날로 우악스러워지고 거칠어지는 말과 행동 때문에 신경 쓰인다는 폐경기 중년 여성이었습니다.
여기도 그런 분들 계시나요? 폐경 이후 여자들이 식욕도 왕성해지고 예전에 소녀 같던 면모가 사라지고 우악스러워지는 것은 왜 그럴까요? 여자는 나이가 들면 힘이 저절로 솟구치는 걸까요?

반면에 남편들 같은 경우는 그렇게 괴팍스럽고 소리 벅벅 질러대던 사람이 어느 날, 유순해졌어요. 마치 양처럼 말이지요. 심지어 드라마를 보면서 눈물을 흘리기도 합니다. 집에 있던 아내가 깜짝 놀라기도 하는데, 갑자기 왜 그런 걸까요? 도대체. 지난날을 반성이라도 하는 걸까요?

대체 중년이 되면 왜 이런 일이 왜 발생하는 걸까요?

여기 결혼하신 지 10년 이상 되신 분들이 거의 대부분이시죠? 요즘도 남편이나 부인을 보면 연애할 때처럼 설레는 분 계신가요? 아니면, 그런 설레는 감정 없이 아주 편안하게 진짜 가족 같은 정으로 살아가고 계시지는 않나요?

왜 지금과는 달리 남성과 여성은 서로 처음 만나서 사랑을 느끼게 되고 결혼을 하게 되는 걸까요?
이런 부부관계에서 일어나는 일들도 바로 호르몬 때문입니다.

그런가 하면, 젊을 때부터 잘 조절하지 못했던 게 하나 있죠. 밤 10시, 11

시만 되면 라면 생각, 야식 생각 간절해지시죠?

또 이런 분들도 있을 겁니다. 분명, 몇 시간 전에 저녁을 먹었는데… 금방 배가 고파지는 거죠. 야식을 먹어야 잠자리에 들 수 있을 것 같은… 저녁도 많이 먹었는데 자꾸 그런 생각이 나거든요. 그런 분들에게 살이 좀 붙은 것 같다고 말씀드리면 대개 자고 일어나면 붓는다고 말씀하시는데, 그거 붓는 게 아니라 살이 찐 겁니다. 근데 왜 그리 식욕이 저녁 늦게 생기는 것일까요?

다른 가족 이야기해 볼까요? 이제 겨우 5학년, 12살인 딸 아이 또는 손녀가 너무 여성스러워져서 고민이신 분들도 있죠.
아무리 봐도 아직 어린 애 같은데, 초경도 상당히 일찍 하고 말이죠. 몸으로 나타나는 건 너무 조숙한 우리 아이. 왜 이럴까? 걱정 많이 되실 겁니다.

또 자꾸 이유 없이 피곤하고 근력도 없어지고 최근에 몸매도 나빠지고 걱정되시는 분들도 계신데요, 이 모든 것들도 뭘 잘못 먹어서 그런 걸까? 병에 걸려서 그런 걸까? 궁금하시죠? 대체 왜 그런 걸까요? 바로 우리 몸을 조절하는 호르몬의 변화 때문에 이런 현상들이 일어납니다.

그래서 여러분들이 병일까? 아닐까? 고민하시는 '호르몬'에 대해서 오늘 제가 아주 시원하게 여러분의 속을 풀어드리겠습니다.
그러면 앞에 예를 들었던, 부부관계에서 일어나는 세 가지 고민부터 해결하고 지나가겠습니다.

2) 먼저 여자는 왜 나이 들면 고약해지고 거칠어질까요?

왜 그럴까요? 우리는 남자 아니면 여자로 살아야 합니다. 이걸 결정하는 게 성호르몬입니다. 여자를 여자답게 만드는 호르몬은 에스트로겐이라는 여성호르몬이고 남자를 남자답게 만드는 호르몬이 테스토스테론이라는 남성호르몬입니다.

그런데 폐경 이후, 여성들은 여성호르몬이 줄어들고 남성호르몬이 많아져서 자꾸 바깥으로 나가거나, 활동적으로 변합니다. 남성들은 여성들처럼 보이고… 이게 다 호르몬 때문입니다.

중년의 여성들, 이팔청춘 때에 얼마나 예뻤는지 본인들이 잘 알고 계실 겁니다. 가을에 굴러가는 낙엽만 봐도 눈물이 떨어질 정도로 소녀 감성적일 때도 있었을 것입니다. 그땐 여성호르몬이 최고조에 이를 때죠.

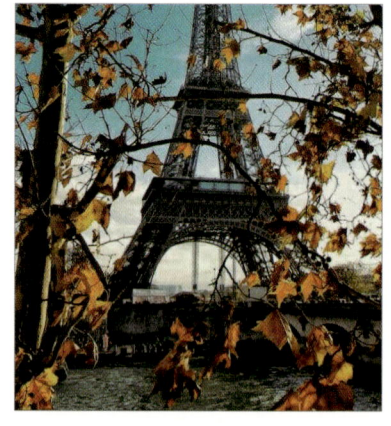

꿈 얘기하는 거 같죠? 그렇지만 다 본인들이 겪으신 얘깁니다. 그런데 지금은 왜 이렇게 됐을까요?

임신과 출산… 여성으로서 임무를 다 하면 폐경이 오는데 여성의 가을이라는 이 시기, 바로 중년에 접어들면서 그런 증상들이 하나 둘씩 나타납니다. 그러니까 중년이 되면서 여성호르몬이 줄어들고 남성호르몬이 많아지기 때문에 활동적인 성격으로 변하게 되는 겁니다.

우울해 있다가도 갑자기 화가 확 치밀어 오르기도 하고 얼굴이 빨개지기도 하고, 소리를 지르고 싶다든지 그런 증상들이 하나둘씩 나타나는 것입니다. 중년의 여성들은 내 얘기하는 것 같다고 대부분 공감할 것입니다.

안 그러던 내가 그러다 보니, 혹시 병에 걸린 거 아닐까 하며 걱정들을 하시는데, 이건 병에 걸려서 그런 게 아닙니다.

병이 아니라, 호르몬 때문입니다. 이 시기 여성들에게 우울증이나 골다공증, 유방암 등의 질병이 많은 이유가 바로 호르몬이 병을 일으키기 때문입니다. 그러니까 폐경기 여성들에게 나타나는 여성호르몬의 변화는 성격적 변화뿐만 아니라 당연히 신체적 변화도 일으키게 되고 유방암 노출, 주부 우울증, 그밖에 여러 가지 여성 질병들을 유발하게 되죠!

3) 그렇다면 남성이 중년이 되면, 감수성이 풍부해지고 순해지는 건 왜 그럴까요?

그것도 남성호르몬인 테스토스테론이 줄어들고 여성호르몬이 많아지기 때문입니다. 일반적으로 40대 초반부터 남성도 남성호르몬이 줄어들면서 남성갱년기를 겪게 됩니다. 남성도 갱년기가 있다는 겁니다!

드라마 보면서 우는 남편, 이제는 이해할 수 있겠지요? '우리 남편이 왜 저러지?'하지 말고, '아, 우리 남편이 남모르게 호르몬의 변화를 겪고 있구나…' 이해해주시고 따뜻하게 안아 주시길 바랍니다. 이렇게 남자들도 테스토스테론이 적어지고 에스트로겐이 많아지면서 성격의 변화뿐만 아니라 질병이 생길 수도 있습니다. 대표적으로 탈모와 여성형 유방이 이에 해당됩니다.

어쨌든 이렇게 남성호르몬과 여성호르몬의 불균형이 일어나서 이런 일들이 생긴다면 가끔 '뭐 그러면 호르몬을 보충해주면 되는 거 아냐? 그러면 좋아질 텐데? 뭐가 문제야?'하고 묻는 분들 있는데, 물론 심한 경우 그럴 필요도 있겠지만 모든 여성, 모든 남성이 다 치료를 받아야 하는 건 아닙니다.

우선은 호르몬과 몸의 섭리를 잘 이해하고 이런 과정들을 자연스러운 과정으로 받아들였으면 좋겠습니다.

02 사랑과 이별의 호르몬 증상 이야기

1) 해리가 샐리를 만났을 때처럼 여자와 남자는 어떻게 만나서 사랑에 빠지는 걸까요?

사랑에 빠지게 되면 흔히들 다리에 힘이 풀리고 말을 더듬거나 하루에도 수백 번씩 휴대폰을 만지작거리고 이유 없이 가슴이 두근거리고 울적해지기도 하잖아요. 그런데 왜 이런 반응이 일어나는 걸까요? 이것도 호르몬 때문입니다! 이러한 사랑의 감정을 불러일으키는 것도 단순한 화학물질인 호르몬이라는 것이 놀랍지 않습니까?

사랑의 감정을 조절하는 호르몬은 크게 네 가지가 있습니다.
먼저 첫째, 도파민 호르몬이 있습니다!

서로 원수 집안인데도 첫눈에 반해서 죽음도 갈라놓지 못한… 로미오와 줄리엣! 이들이 존재할 수 있었던 건? 바로 이 도파민 때문이 아니었을까요?

흔히 "0.1초 만에 또는 순식간에 사랑에 빠져버렸어."라고 얘기하는데 사이언스 데일리에 따르면 통계적으로 사람이 첫눈에 사랑에 빠지는 시간은 90초에서 4분 사이라고 합니다. 어쨌든 눈 깜짝할 사이에 도파민이 분비되어 사랑에 빠지게 되는 것이지요. 여기엔 이성적이고 논리적인 사고도 필요 없고, 어어? 하는 사이에 빠져드는 것이지요.

도파민 호르몬이란 건, 이성을 마비시키는 호르몬이기도 합니다. 합리적이거나 이런 것과는 상관없이 지극히 감성적인 호르몬이고, 어쩌면 참 인간적인 호르몬이기도 합니다.
그러니까 이렇게 사랑에 빠지게 되면 가장 먼저 도파민 호르몬 분비가 '급증'하게 되거든요. 사랑하는 사람의 얼굴만 떠올려도 괜히 기분 좋아져서 웃게 되고, 행복해지는 이유는 바로 이 도파민 때문입니다.

두 번째로는 '페닐에틸아민'입니다. 흥미로운 얘기 하나 하겠습니다. 우리가 밸런타인데이에 초콜릿을 주고받는 이유는 무엇일까요?

사랑이 더 깊어지면 도파민뿐 아니라 '페닐에틸아민'이라는 호르몬도 분비되는데요! 페닐에틸아민 수치가 높아지면, 사랑하는 이에 대한 애정과 사랑이 퐁퐁 솟아나게 됩니다.

우리가 초콜릿을 먹었을 때에도 페닐에틸아민이 분비되는 것과 비슷한 효과가 나타나는데요. 그 이유는 초콜릿 속에 페닐에틸아민이라는 호르몬과 비슷한 성분

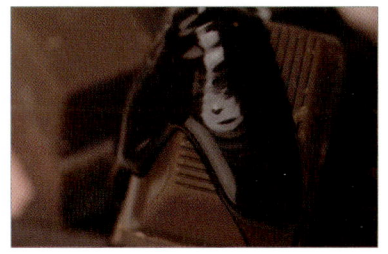

이 들어 있기 때문입니다. 우리가 남녀 간에 초콜릿을 주고받는 것도 아마 이런 이유 때문일지도 모르겠습니다.

세 번째 사랑에 대한 감정을 조절하는 옥시토신 호르몬을 말씀드릴게요. 두 사람의 관계가 더 지속되면 '옥시토신'이라는 호르몬이 분비됩니다. 옥시토신이 분비되면 사랑하는 상대와 내가 하나가 되는 느낌을 받고, 포옹, 키스 등의 신체 접촉을 했을 때 이 호르몬의 분비가 급격히 늘어납니다.

원래 옥시토신은 뇌하수체에서 분비되는 호르몬으로 분만 후 자궁 수축에 관여하는 호르몬으로 알려져 있는데 출산뿐만 아니라 산모가 아기에게 모유를 수유할 때에도 옥시토신이 분비돼서 아기와 엄마가 친밀감을 형성시켜주는 물질로 잘 알려져 있습니다.

고슴도치도 제 새끼는 왜 예쁠까요? 그것은 엄마 몸속에 옥시토신이 늘어나면, 엄마와 아기 사이에 애착감이 늘어나고 모성애를 만들어 내기 때문입니다.

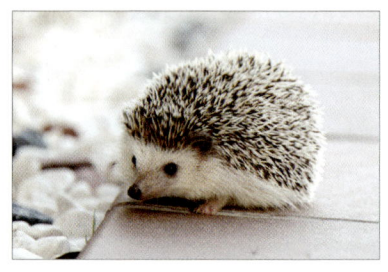

옥시토신의 역할이 바로 그것입니다. 분만할 때 진통을 유도하고 출산을 도와주고 젖 분비를 자극하여 엄마의 몸이 아이를 낳아서 기를 수 있도록 하고, 갓 태어난 아기에게 모성애를 느끼고 애착 관계를 형성하는 데 도움을 주는 것이죠. 한마디로 옥시토신은 '여성'을 '엄마'로 바꾸어주는 역할을 하는 호르몬입니다.

우리가 사랑을 흔히 플라토닉, 에로스, 아가페로 나누기도 하는데 이브 몽땅이라는 가수, 아시죠? 이브 몽땅이 처음에는 가수로 데뷔했지만 나중에 배우로 활약할 수 있었던 건 바로 6살 연상의 여인, 에디뜨 피아프의 지극정성 모성애 같은 뒷바라지가 있었기 때문입니다.

무명의 이브 몽땅에게, 에디뜨 피아프는 늘 말했습니다. '당신은 멋지다! 당신과 함께 할 수 있는 게 얼마나 기쁜지 모른다!' 이렇게 격려하면서 헌신적인 도움과 사랑을 주었던 에디뜨 피아프의 옥시토신과 같은 사랑은 바로 호르몬이 아가페적인 사랑을 유도했다고 볼 수 있겠지요. 그러니까 옥시토신은 에디뜨 피아프가 이브 몽땅에게 했던 것처럼 상대방에게 헌신하고자 하는 모성애 같은 아가페적인 사랑을 유도한다고 볼 수 있겠지요.

그러니까 첫눈에 운명처럼 반하는 것, 못생긴 내 자식이 세상에서 제일 예뻐 보이는 것도 다 눈을 멀게 하는 이 호르몬들 덕택입니다. 호르몬은 이렇게 우리가 살아가는 데 중요한 역할들을 합니다.

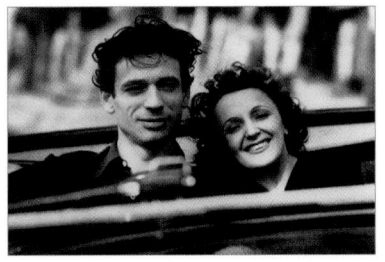

그런데 또 사랑을 하면 열병을 앓는 이유는 무엇 때문일까요?

사람이 사랑에 빠지면 도파민과 페닐에틸아민 그리고 옥시토신 등이 분비되고, 이런 복합감정은 일종의 약물 중독과 비슷해서 긍정적인 효과 외에 여러 부작용을 낳기도 합니다.

예를 들어 사흘 동안 잠을 못 잔다거나, 음식이 목에 안 넘어간다거나 등의 증상들 때문에 괴로운 거죠. 여러분 모두 다 예전에 그런 경험 있으셨지요?

네 번째로 엔도르핀 호르몬도 사랑을 하는 동안에 분비되는 또 하나의 호르몬입니다. 우리가 슬픔과 통증을 잊게 하고 쾌락, 극치감, 오르가즘을 느끼게 하는 것이 바로 엔도르핀인데, 이런 엔도르핀이 사랑하는 과정에서 분비되어 상대방에게 신비한 황홀감을 느끼게 하는 것이죠. 한마디로 콩깍지가 생기는 거죠!

우리는 사랑이라는 말로 다 이해하려고 했는데, 내막을 들여다보니까 네 가지 호르몬이 다 작용을 해야 사랑이 가능한 것이란 걸 알게 되었습니다.

만약 도파민과 페닐에틸아민이 없었다면 남자 여자가 첫눈에 반해서 사랑을 할 수 있었을까요?
또 좋아하는 사람을 자꾸 만지고 싶게 하는 게 옥시토신! 평범한 상대방이 아주 별에서 온 당신처럼 멋있게 보이도록 하는 것이 바로 옥시토신인데, 만일 옥시토신이 분비되지 않았다면 그 사람이 그렇게 멋있게 보일 수 있었을까요? 또 옥시토신과 함께 또 다른 호르몬 엔도르핀이 없었다면, 손만 닿아도 전기가 찌릿찌릿하게 오는 그런 사랑을 할 수 있었을까요?

이 네 가지 중에 한 호르몬이라도 분비가 적었다면, 아마 여러분은 지금의 남편이나 아내와 결혼하지 않았을 겁니다.
이 네 가지가 적절하게 나와서 지금의 남편을 만나 아이를 낳고 지내고 있는 것이지요. 이렇게 이해하시면 될 것 같습니다.

그런데, 왜 사랑이 깨질까요? 사랑하던 남녀가 헤어지고 나면 왜 원수가 될까요? 사랑에 유통기한이라도 있는 걸까요?

앞에서 말했던 에디뜨 피아프와 이브 몽땅의 경우 역시 한눈에 사랑에 빠져 15분 만에 결혼을 했지만, 이브 몽땅은 나중에 에디뜨 피아프를 버려둔 채 새 연인 마릴린 먼로에게 가 버렸는데요. 왜 그렇게 불같은 사랑이 식어버릴까요?

사실 사랑의 유통기한이란 말이 세속적으로 들릴지 모르겠지만, 이처럼 사랑은 뇌와 호르몬의 정교한 상호작용에 의해 이루어지기 때문에, 처음에 우리가 상대에서 느꼈던 짜릿한 순간들, 그런 과정

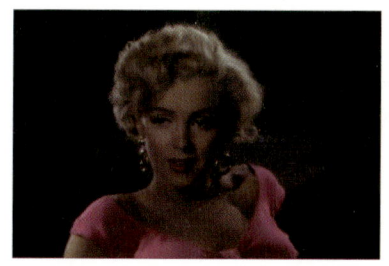

은 호르몬의 반감기를 생각하면 영원히 지속되지 않을 수도 있습니다.

다시 말해서 사랑에 빠지면 이런 호르몬들이 나와서 사랑을 유지시키지만, 18개월에서 30개월 정도 지나면 이들 호르몬의 영향력이 감소된다고 알려져 있거든요. 흔히들 얘기하는 사랑의 콩깍지가 벗겨지는 거죠.

억울하게도 남성이 여성보다 이런 반감기가 더 빨라서 여성이 손해 보는 것 같죠! 그러니까 2년마다 사랑의 배터리가 다하면 재충전을 해야 합니다!

첫 번째 이야기 증상으로 알아보는 호르몬의 세계   25

2) 부부클리닉: 사랑의 콩깍지와 사랑의 배터리 재충전

제가 아는 한 여성분 이야기를 해 드릴께요. 연애하고 결혼한 지 한 15년 정도가 됐는데, 그동안 항상 한 머리스타일만 고수했었다고 합니다.
머리를 묶거나 올리거나 하는 업 스타일이었는데 다들 잘 어울린다고 하고 남편도 좋아한다고 생각했었는데 어느 날! 그분이 최근에 좀 바꿔봐야겠다는 생각에 파마를 해서 아래로 내렸다고 해요.

주변의 반응이 어땠을까요? 회사 남자 직원들의 반응이 다들 '와! 남편이 굉장히 좋아하겠다.'였다고 합니다.
물론 이 회사 직원들의 말처럼 남편 역시 반응이 좋았다고 하는데요. 그럼 여기서, 왜 이런 반응이 나왔을까요? 이 여자분이 더 예뻐 보여서? 어려 보여서? 헤어스타일이 잘 어울려서?

그게 아니라 '다.른.여.자. 같아서'가 포인트입니다.
15년 동안 올림머리만 하던 여성이 머리를 내림으로써 호르몬의 새로운 유통기한이 시작된 거죠. 여러분은 어떠세요? 사랑의 새로운 유통기한 만들어 보고 싶지 않으신가요? 이제 이 글을 읽은 후에 다들 미용실로 향하는 거 아닌지 모르겠습니다.

정리하자면 사랑엔 유통기한이 있으니까 유통기한 이후 '난 몰라~'가 아니고 새로운 유통기한을 만들기 위해 노력을 하셔야 한다는 거죠. 헤어스타일을 바꾸거나, 집안 분위기를 바꾸거나 하는 것도 큰 도움이 될 수 있다는 것 또한 기억하시구요!

그럼 남자 분들은 어떻게 해야 할까요? 남편 분들도 가끔은 새로운 모습을 보여주기 위해 노력을 하셔야 합니다. 집에서 늘 파자마 차림의 모습만 보여주실 게 아니라 가끔은 점심시간 때 회사 앞으로 부인을 부르시는 거죠. 양복입고 넥타이 메고, 열심히 일하다 나온 우리 남편 모습, 어떨까요? 집에서만 보던 남편이 아니라 다.른.모.습의 남편이 날 맞이해 주는 순간 휴화산 상태의 호르몬이 다시 폭발!할 수도 있는 거거든요.

외식도 서로에게 굉장히 좋은 방법인데요. 외식이란 것은 뭔가 새로운 분위기에서 상대를 재발견할 수 있는 기회가 됩니다. 그런데 여기서 포인트는 너무 식사에만 신경 쓰지 마시고, 서로에게 그리고 나에게 새로운 관심을 가지라는 겁니다.

남편분들은 이제 외식 가기 전에 와이프가 좀 예쁘게 단장할 수 있도록 시간을 좀 주십시오. 뭐 이쁜 옷까지 사다 주시면 더 좋겠지만, 적어도 '빨리 나와, 시간 없어~'이렇게 소리 지르지는 말자는 겁니다.
어쨌든 가장무도회까지는 아니더라도 서로 멋진 모습으로 꾸미고 노력하는 그런 상대방의 변화를 바라본다면 분명 사랑 호르몬의 활발한 활동을 몸으로 느끼게 되실 겁니다.

또 특별한 기념일이 아니더라도 꽃다발을 전한다거나 '비싼 건 아니지만 퇴근길에 생각나서 하나 샀어.'하고 선물을 전해준다면 사랑의 호르몬을 재충전할 수 있지 않을까 싶습니다.

지루한 권태기에 진짜 사랑의 묘약이 될 수 있다고 생각이 되는데요. 이렇게 사랑에 대해서 길게 말씀드리다 보니까 뭐 제가 사랑 전도사라도 된 느낌인데 그만큼 이 호르몬의 작용은 아주 중요하다는 겁니다.

ⓍⓍ 다른 가족들의 호르몬 증상 이야기

부부 사이에서 일어나는 일들은 이 정도로 얘기하고 이제 딸이나 손녀들 부모님 등 가족들의 호르몬 이야기를 해 볼께요!

1) 자꾸 걱정되는 조숙해지는 아이들의 이야기!

아까 말씀드린 것처럼, 12살인데도 초경이 시작되는 너무 조숙한 아이들이 있다고 했습니다. 왜 그럴까요? 이것은 환경적인 이유로 여성호르몬이 너무 빨리 분비되어서 그런 것인데 무조건 좋은 일이라고 할 수 없습니다.

왜냐하면, 초경이 빨라지면 성장호르몬이 억제되어서 한창 성장기인 아이들의 키가 안 크게 되기 때문입니다. 또 여성 질병에도 취약해질 수 있습니다.

예를 들어 여성호르몬에 오래 노출된다는 건, 초경을 빨리 하고 폐경을 늦게 한다는 건데 여성호르몬에 오래 노출되면 득보다 실이 많습니다.
유방암에 걸릴 확률도 높아지기도 하고 자궁내막암 등 여러 질환들이 발생하기도 합니다. 그렇기 때문에 결코 좋은 일이 아닙니다. 초경이 너무 빨라지거나 하는 건요!

잠깐 말씀드렸는데 이런 현상을 부추기는 것 중 하나가 우리가 살아가는 주변 환경이 변화인데요. 요즘 아이들이 많이 먹는 인스턴트 음식도 그중 하나로, 성호르몬을 교란시키게 됩니다. 따라서 아이들 생활습관을 꼼꼼히 따져보시고 아이들에게 경각심을 일깨워주시길! 바랍니다.

그러니까, 너무 조숙해 보이는 내 아이 때문에 고민이거나, 혹은 손녀가 그래서 걱정인 분들 있다면 이제는 이런 분들은 아이들이 요즘 무엇을 먹고 있나? 부터 살펴야 합니다. 먹는 것이 호르몬의 변화에 큰 영향을 미치고 있거든요.

식품뿐만 아니라 산업화 등으로 인해 나날이 늘어나고 있는, 환경 호르몬의 문제도 무시할 수 없습니다. 이제 컴퓨터 핸드폰 전자파 등 요즘 아이들이 성장하는 환경이 우리 어머니들 세대가 자랄 때와 얼마나 다른지도 한번 체크해 볼 필요도 있습니다.

2) 나이가 들면서 근력이 부치는 부모님들도 걱정되시죠! 60대의 노화, 그것도 성장호르몬이 좌지우지한다는 걸 알고 계십니까?

성장호르몬은 우리 가족 특히 성장기 아이들의 성장을 좌우하는 중요한 호르몬이라고 하는데 우리 아이가 키가 크지 않아서 고민입니다. 성장호르몬 치료를 받아야 할까요?'하는 얘기들을 많이 들었을 텐데요. 그런데 이미 성장이 훨씬 끝난 우리 부모님들에게도 성장호르몬의 역할이 중요하다는 것 알고 계셨나요? 다시 말해서 요즘 청년노인 등 노화에 대한 관심 많으시죠?
그런데 60대의 노화, 성장호르몬이 좌지우지한다는 것을 알고 계시나요?

성장호르몬이라고 하면, 일반적으로 아이들 키 크게 하는 호르몬 정도로 생각하시지만, 이는 성장호르몬이 하는 일의 일부일 뿐이고, 성인들에게도 성장호르몬은 대단히 중요합니다.

우리가 나이가 들면서 볼살이 줄고 얼굴이 야위고 팔 다리는 점점 가늘어지는 반면 복부에는 지방이 집중적으로 쌓이면서 S라인이 아니고 D라인 부각되는 이유는, 도대체 뭘까요? 이미 생각하셨겠지만 바로 성장호르몬 때문입니다.

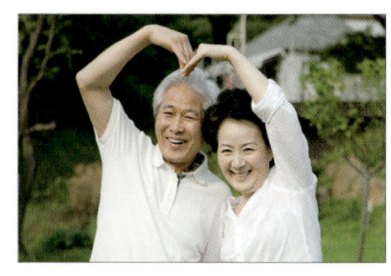

뇌하수체에서 만들어지는 성장호르몬은 성장뿐 아니라 에너지 대사에도 중요한 역할을 하기 때문에 사춘기뿐만 아니라 평생 동안 몸 안에서 분비됩니다. 그런데 그 양은 나이에 따라 달라집니다. 보통 20대 이후부터 매 10년마다 14.4%씩 감소해서 60대가 되면 20대의 절반 이하로 떨어지게 되는 것입니다.

이렇게 성장호르몬이 부족하면 몸은 어떻게 될까요? 성장호르몬이 줄어들면 근육량이 줄어들고, 근육량이 줄어들면 운동 능력이 떨어지고, 운동 능력이 떨어져서 체지방량이 늘어납니다. 특히, 복부비만이 생겨 인슐린 저항성이 생기고 당뇨병, 고지혈증, 고혈압 등의 대사증후군과 동맥경화 등의 질병에 걸릴 위험이 높아지게 됩니다.

성장호르몬 너무 많이 나오면 말단비대증 같은 질환이 생기는 것도 문제지만, 성장호르몬이 급격히 감소하는 것도 노화에 따른 질환들이 많이 생겨서 문제가 되는 것입니다.

정리하면, 성장호르몬은 인간이 평생을 살아가는 데 연관 있는 중요한 호르몬이고, 최근에는 노인들에게서 성장호르몬 결핍 치료에 대한 관심도 높아지고 있습니다. 이런 다양한 가족들 그리고 직장에서 동료와 상사, 그리고 후배들의 호르몬 이야기를 증상적으로 접근할 필요가 있다는 거죠!

04 여성들의 대표 호르몬 질환 증상 이야기

또 중요한 호르몬 몇 개 더 말씀드릴께요. 대개 우리가 흔히 애매한 증상을 느끼고 병원에 찾아가서 혈액검사를 하면 이상이 없다고 하고 괜찮다고 하는데 분명히 나는 이상한데 이건 뭐지 하는 경험들 있을 거예요.
본인이든 가족이든 직장에서도 그런 일들 많이 있지요. 분명 피곤하고 우울하고 심지어 황당하게도 유즙도 나오고 하는 증상들. 잠도 잔 것 같지 않고 악몽도 많이 꾸고 꿈자리도 뒤숭숭하고 자꾸 허기지고 하는 것들이요.

요즘 저를 자주 찾아오시는 환자들 중에서 심장이 쿵쾅거리고, 화끈화끈 열이 오르고, 이유 없이 우울해져서 병원을 찾아오신 분이 있습니다.

여기도 그런 분 계신가요?

이런 분은 어디서 진료 받아야 할까요? 심장내과? 내분비내과? 정신과?

뜻밖에도 갑상선 호르몬에 이상이 왔을 때 이런 증상들이 나타날 수 있습니다. 그러니까 심장이 두근거리고 예민해질 때도 무기력하거 우울할 때도 갑상선 호르몬을 검사해 봐야 하는 겁니다!

1) 요즘 여성들의 대세 호르몬, 갑상선 호르몬

요즘 여성에게 가장 많이 나타나는 암이 갑상선암!인데요. 사실 갑상선 암 말고도 갑상선의 기능이상! 갑상선 질환도 많이 발병하거든요.

갑상선은 갑상선 호르몬이라고 우리 몸의 중요한 호르몬을 분비하는 엔진 같은 것입니다!

갑상선 호르몬이 부족하면 갑상선 기능 저하증이 발생해서 우울하고 무기력하고 피곤하고 얼굴도 푸석푸석해집니다. 또 몸이 붓고 살도 찌고 변비도 생기고 고지혈증도 생기게 됩니다.

반대로 갑상선 호르몬이 많이 나오면 다음과 같습니다. 갑상선 기능 항진증이 생겨서 신경이 예민해지고, 잠도 오지 않고 두근거리고 불안해집니다. 또 땀도 많이 나고 설사도 하고 많이 먹어도 살이 빠지고 나중에 안구도 튀어 나오게 됩니다. 이런 갑상선 기능의 문제를 가족들은 혹시 신경과나 정신과적 문제로 오해하는 경우도 많이 있거든요. 이런 애매하고 복잡한 증상들도 다 호르몬 때문입니다! 이것은 갑상선 호르몬의 측면에서만 생각만 해도 매우 복잡하고 애매한데, 그 외에도 아주 애매한 증상들도 곰곰이 따져보고 살펴보면 의외로 호르몬 이야기에서 실마리를 찾을 수도 있습니다. 마치 주홍색 연구의 셜록 홈즈처럼!

2) 누구도 피해갈 수 없는 폐경기 증상과 우울증:
부쩍 예민해지고 우울해지는 아내와 어머님 이야기

호르몬 변화가 병적 이상까지는 아니더라도 중2 사춘기, 임신, 폐경은 호르몬이 큰 혼란을 겪는 시기에는 마음과 정신적인 변화도 나타나기도 합니다. 특히, 중년 여성들은 가장 심각한 호르몬의 변화를 피해갈 수 없는 것이 폐경기일 것입니다. 이런 폐경기가 되면 너무도 많은 신체적인 변화와 너무도 많은 호르몬 질환들과 관련이 되어서 일일이 열거하기도 어렵습니다. 특히 감정부터 변하게 되는데요!

평소에 명랑하고 쾌활했던 아내가 아니면 어머님이 부쩍 말도 없어지고 화도 내고 우울해지는 경우도 종종 있잖아요. 바로 여성호르몬의 문제, 누구도 피해갈 수 없는 폐경기의 문제인데요. 이렇게 중년 여성들이 가장 심각한 호르몬의 변화를 피해갈 수 없는 것이 폐경기일 것입니다. 40대 후반에서 50대 초반에 폐경이 오면 우울증이 오는 거죠. 요새 점점 폐경기의 시기가 늦어지고 있지만 일단 폐경기로 접어들게 되면 여성호르몬의 부족으로 골다공증, 혈관질환들이 생기기 쉽습니다.

그런데 이런 여성호르몬의 신체적인 이상이 생기기 전이라도 여성호르몬이 부족하게 되면 우리의 마음과 정신 상태에 미묘한 영향을 미칠 수가 있는데, 그래서 검사를 해 보면 신체적으로 정상이라 해도 뭔가 마음이 울적하고 세상일들이 다 귀찮고 허무한 마음이 자꾸 생기는 것입니다. 그래서 흔히, 폐경기 즈음에 마음의 감기라는 '갱년기 우울증'이라는 병명이 있지 않습니까? 특히 폐경기 이후 나이가 들면서 갑상선 기능의 문제가 동반되어 이런 증상들이 더 심화될 수 있습니다.

그런데 또한 폐경이 아니더라도 월경 주기에 따라 많은 여성들이 미묘한 감정의 변화를 느끼게 되는데 이 또한 에스트로겐과 프로게스테론의 분비의 변화가 생기기 때문에 나타나는 일반적인 현상입니다. 따라서 가정이나 직장에서도 월경주기에 따라 여성들의 기분을 이해하려는 마음이 필요합니다.

인형 속에서 또 다른 작은 인형이 계속 들어있는 러시아 인형 마트료시카처럼 인간은 우리 내부 안에 들어있는 우리들의 또 다른 모습과 세계를 한 꺼풀씩 호르몬의 실마리로 풀어헤쳐서 파악해야만 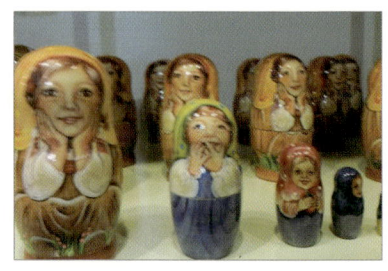 진정한 우리 자신의 실체와 본질을 알 수 있다고 생각합니다.

첫 번째 이야기 Point

증상으로 알아보는 호르몬의 세계

갑자기 성격이 괴팍스럽게 변했다? 저녁만 되면 야식 생각에 괴롭다?
아내는 나이 들면서 우악스러워지는데 남편은 드라마 보면서 눈물 흘린다?
중2병에 걸린 내 아이, 말 붙이기도 힘들다?

도대체 왜 이런 일들이 생기는 걸까요?
바로 '호르몬' 때문입니다.

갱년기를 지나며, 여성은 여성호르몬의 분비가 적어지고 남성은 남성호르몬의 분비가 적어져 아내와 남편의 성격이 뒤죽박죽이 되곤 합니다.
한편, 해리와 샐리처럼 첫눈에 반하는 사랑도 '호르몬'의 영향입니다. 서로 원수 집안인데도 첫눈에 반해서 죽음도 갈라놓지 못한 '로미오와 줄리엣'이 존재할 수 있었던 것은 '도파민'의 영향으로 볼 수 있습니다.
해마다 밸런타인데이가 되면 연인들은 초콜릿을 주고받으며 사랑을 확인하곤 하죠. 이는 '페닐에틸아민'이라는 호르몬 때문은 아닐까요? 페닐에틸아민은 사랑하는 이에 대한 애정을 퐁퐁 솟아나게 해주거든요.
"고슴도치도 제 새끼는 함함하다고 한다."라는 속담이 있지요? 남이 보기에는 못나 보여도 내 눈에 넣어도 아프지 않을 자식입니다. '옥시토신'이라는 모성의 호르몬 덕분에 엄마는 자식에게 무한 애정을 쏟으며 키울 수 있는 것입니다. 남녀 간의 사랑에도 옥시토신은 제 몫을 톡톡히 합니다. 이브 몽땅과 에디트 피아프의 헌신적인 사랑의 이면에는 옥시토신이 차지하고 있을 겁니다. 옥시토신은 이렇게 상대방을 향한 헌신적인 사랑에 중요한 역할을 합니다.
"콩깍지가 쓰였다."는 말은 어떨까요? 사랑을 하는 동안엔 분비되는 또 하나의 호르몬인 '엔도르핀'은 슬픔과 통증을 잊게 하고 쾌락, 극치감을 느끼게 해줍니다. 상대방을 향한 신비한 황홀감을 느끼게 해주는 호르몬입니다.

그런가하면, 사춘기도 아닌데 벌써 2차 성징이 나타나는 자녀들. 이른바 성조숙증이라고 하는 병을 들어보셨을 겁니다. 환경호르몬의 영향으로 인해 이런 부작용들이 속출하고 있습니다.

성장호르몬은 자녀들의 키하고만 연관이 있을까요? 그렇지 않습니다. 나이가 들면서 볼살이 줄어가는데 배만 볼록하게 나오는 D라인이 되어갑니다. 그것은 성장호르몬의 분비가 적어지면서 생기는 노화의 과정입니다.

이 모든 증상들에 바로 호르몬이 막대한 영향을 끼치고 있습니다!
이렇게 호르몬에 대한 이해가 있다면, 우리가 좀 더 서로를 소통하고 배려하는 데 도움이 되지 않을까요?

호르몬의 오해와 진실 조금 더 남겨진 궁금한 이야기

Q 호르몬 감소, 또는 호르몬 불균형이 오는 원인은 무엇인가요?
A 불규칙적인 생활습관, 노화, 또는 호르몬과 관련된 장기의 질병 등 여러 가지 원인이 있을 수 있습니다. 스테로이드처럼 호르몬에 영향을 주는 약제뿐만 아니라 전혀 생각지도 않는 약제들의 오남용과 환경오염물질들도 호르몬의 교란을 일으킬 수도 있습니다.

Q 성장호르몬이 구체적으로 신체에 미치는 영향은 무엇인가요?
A 청소년기까지는 신체의 발달에 주로 영향을 미칩니다. 그 이후 성인기가 접어들면서 사실 그 역할이 미미하다고 생각해왔는데 최근에는 성장호르몬이 성인의 근육의 양적, 질적인 면에 영향을 미친다고 보고 있습니다. 따라서 당뇨병, 대사증후군 등

각종 대사성 질환에도 성장호르몬을 적절하게 사용하면 좋은 영향을 줄 수 있다고 합니다.

Q 수면 중 잦은 꿈으로 인해 숙면을 취하지 못하는 것도 호르몬의 영향이라고 하는데요, 어떠한 호르몬 때문이며 어떻게 해야 숙면을 취할 수 있게 될까요?

A 수면 호르몬은 "멜라토닌"이라고 하는 송과선에서 분비되는 호르몬입니다. 재미있는 것은 멜라토닌은 낮에 햇볕을 쐬어야 밤에 잘 분비가 됩니다. 낮과 밤을 인식하게 해주는 호르몬이라고 할 수 있습니다. 따라서 낮에는 30분 이상은 햇볕을 쐬어주시는 것이 숙면에 도움이 될 것이라고 생각합니다.

Q 여성들 중 생리 주기가 불규칙한 사람이 많은데요, 왜 그런 걸까요? 규칙적인 주기를 위해서는 어떻게 해야 할까요?

A 스트레스 등으로 인해 현대 여성들은 생리 주기가 불규칙한 편입니다. 규칙적인 생활관과 스트레스 관리를 하시는 것이 규칙적인 생리 주기에 도움이 될 수 있습니다. 지나친 다이어트로 체지방이 부족한 경우도 호르몬의 불균형에 따른 생리불순이 발생될 수 있어서 내분비적인 접근이 필요합니다. 한편, 부인과적 질환으로 인해 불규칙한 생리 주기가 발생할 수도 있으므로 반드시 산부인과 전문의의 진료를 받아 보시는 것이 좋겠습니다.

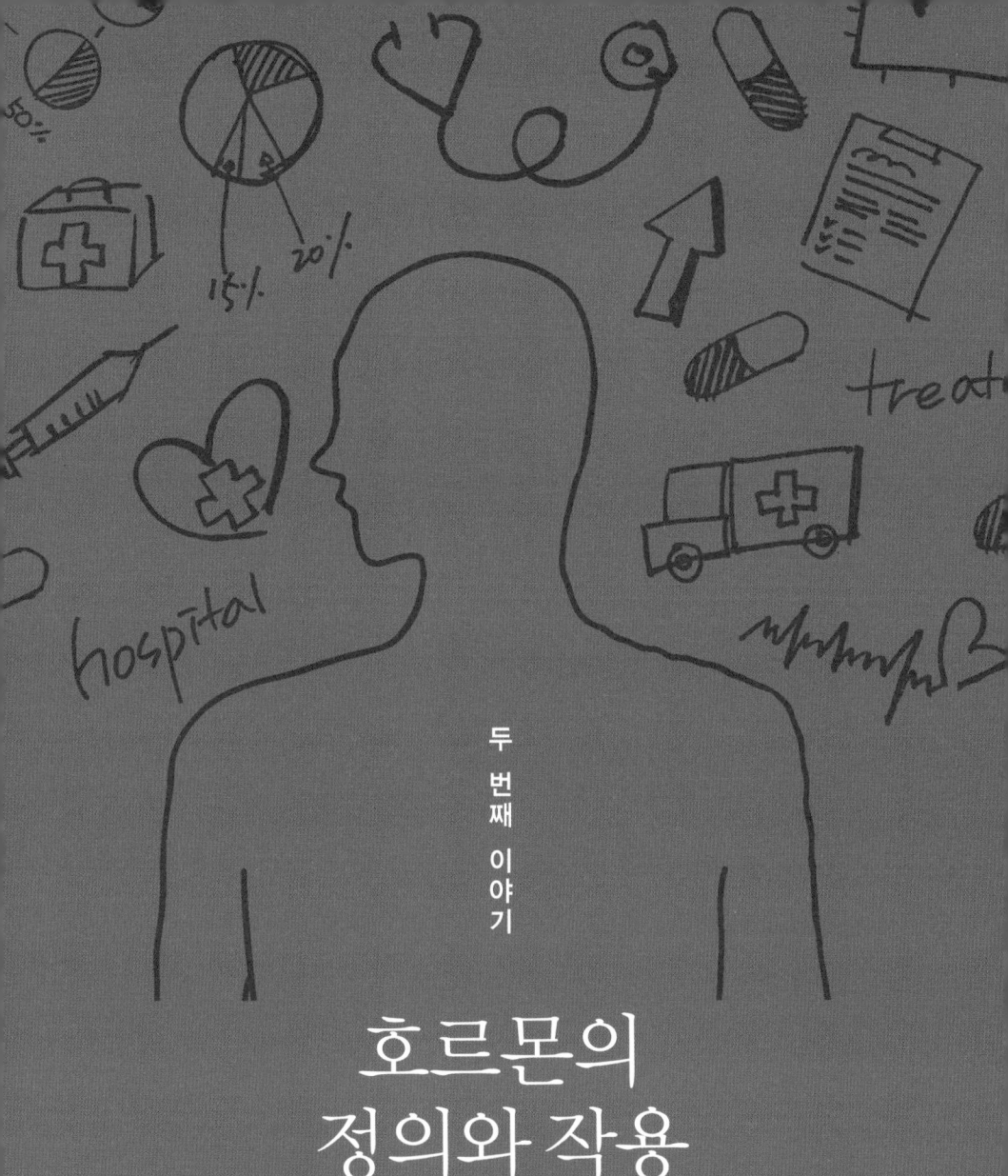

두 번째 이야기

호르몬의 정의와 작용

01 호르몬의 정의와 생로병사 이야기 • 02 호르몬의 여정 이야기
03 호르몬의 작용과 조절 이야기

호르몬에는 생로병사의 비밀이 있다!
호르몬이 무엇인지, 어디서 만들어지고
어디로 가서 어떻게 작용하는지
이제 호르몬의 여정을 따라가 보자!

> 두 번째 이야기

호르몬의
정의와 작용

01 호르몬의 정의와 생로병사 이야기

이제 호르몬이란 무엇이고 그 일반적인 작용 메커니즘에 대해서 말씀드리겠습니다. 저는 우리 몸에서 호르몬을 모르고 이해한다는 것은 거의 불가능하다고 생각하는데요. 그러니까 호르몬에 생로병사의 비밀이 있다고 생각합니다. 그래서 이제는 호르몬과 생로병사에 대한 복잡하게만 느껴졌던 호르몬에 대해 쉽게 설명해 보겠습니다. 이름하여 호르몬 개론입니다!

1) 당신의 호르몬은 어디에 있습니까?

안토니오 비발디를 좋아하세요? 비발디의 사계라는 노래를 들으면 인생의 여정을 느끼게 되어 감동을 받곤 하는데요! 그러다가 지금 저의 인생과 호르몬은 어디쯤 와 있는 것일까 생각하기도 합니다. 이제 저는 지금 호르몬의 사계, 즉 생로병사에 대한 이야기를 풀어보겠습니다.

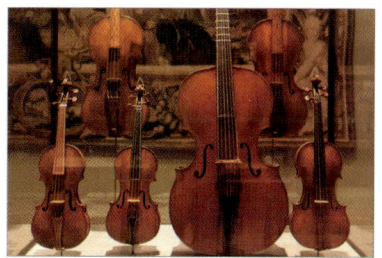

호르몬에는 우리의 활동을 활기

차게 해주는 호르몬, 즉 생기를 일으키는 호르몬이 있습니다. 이런 호르몬은 젊음과 활력을 불러일으키는 호르몬이고, 이런 호르몬들이 반대로 부족해지면 노화가 빨리 진행되겠지요.(**생(生)과 호르몬!**) 또한 직접적으로 노화를 일으키는 호르몬들이 있습니다. 제가 예전에 재미있게 보았던 영화 중 〈벤자민 버튼의 시간은 거꾸로 간다〉란 영화가 있는데요! 만일에 이런 호르몬들을 조절할 수 있다면! 그래서 이런 노화를 일으키는 호르몬을 억제시키고 방지시킨다면 불로장생을 염원했던 진시황제의 꿈을 실현시킬 수도 있지 않을까요?(**로(老)와 호르몬**)

그리고 어떤 호르몬들은 심지어 병을 유발하고, 그렇게 병적인 상태에서는 악순환의 고리를 따라 호르몬의 균형이 더 깨질 것입니다. 그래서 호르몬을 알아야 질병의 실체를 볼 수 있는 것입니다(**병(病)과 호르몬**). 그러니까 결국은 우수의 철학자 키에르케골이 말했던 〈죽음에 이르는 병〉 바로 그것은 호르몬의 문제가 아닐까요?(**사(死)와 호르몬**)

2) 호르몬을 통해 나를 다시 바라봅시다!

이렇게 호르몬이 우리의 생로병사의 비밀의 자물쇠에 대한 열쇠라고 한다면, 호르몬을 정확히 알아야 하는데, 그것을 위해서 우리는 우리의 몸 안에 호르몬이 어디인지를 먼저 생각해 봐야 할 것 같습니다.

먼저 우리 안을 촛불을 켜고 가만히 과연 내가 무엇인지 들여다보겠습니다. 우리 **몸**은 우선 기본단위가 세포로 시작합니다. 우주의 시작도 하나의 점에서 시작되고 선이 되고 입체가 되고 공간이 채워지듯이 우리의 몸도 세포에서 시작되어 조직이 됩니다. 피부, 뼈, 근육조직, 지방조직 등은 어느 조직이 어느 정도 비율로 구성되어 아주 특이한 기능을 하는 장기를 만들게 됩니다. 간이나 심장이니, 췌장, 부신 같은 것도 하나의 장기이고 아주 복잡한 뇌도 하나의 장기이지요. 각 장기들은 자신만의 고유한 신체 대사기능을 하게 됩니다. 그런데 이런 장기들이 각각의 활동이 결국은 우리의 복잡한 인체를 구성하고 활동을 이루고, 감정도, 사상도 철학도 이러한 장기들의 일련의 조합에서 이루어진다고 할 수 있습니다. 내 안에 또 하나의 작은 그러나 오묘한 새로운 우주가 존재하는 겁니다.

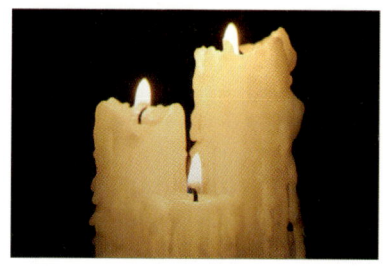

인간을 소우주라고 하지 않습니까? 그렇게 인간은 하나의 구조들이 단순한 총합은 아니고 그것을 움직이는 힘과 질서가 있을진대, 그 중심에는 호르몬이 있는 것입니다. 외부의 온도, 운동량, 스트레스 등 환경적인 자극으로 신체의 기능이 변화해도 다시 정상적으로 우리 몸이 스스로 조정해서 원래의 상태를 유지하게 하는 질서, 그것을 항상성이라고 하는데, 이런 것들을 조절하는 것이 호르몬이죠. 호르몬 덕분에 우리는 각 기관이 서로 조화를 이루고 생명활동이 원활하게 유지되는 것입니다. 호르몬이 없다면 인간은 원생동물 유글레나처럼 최소한의 생명현상을 유지하게 될 뿐이고 정교한 인간 활동은 불가능해지게 되는 것입니다.

그런데 신기하지 않습니까? 어떻게 이런 장기들은 서로가 기능을 조율하게 되는 것일까요? 그런 시스템은 발생학적으로 신경조직과 호르몬이 하게 되는 것입니다. 각각의 장기들을 서로 조절하고 그 조직과 장기들을 활동하게 하는 것을 바로 이런 신경과 호르몬에서 출발하는 것입니다. 더욱 신기한 것은 신경은 작지만 눈에 보이는 구조이지만 호르몬은 화학물질이고 눈에 보이지 않고 체내 곳곳에 다니면서 너무도 많은 일들을 하고 있다는 것입니다.

이런 인체 내의 시스템에서 호르몬을 간단히 설명하기 위해 예를 들어 보겠습니다. 저는 흔히 컴퓨터의 예를 환자들에게 드는데, 컴퓨터의 본체, 반도체, CPU, 소프트웨어 프로그램 이런 것들이 바로 인체의 구성과 비슷합니다.

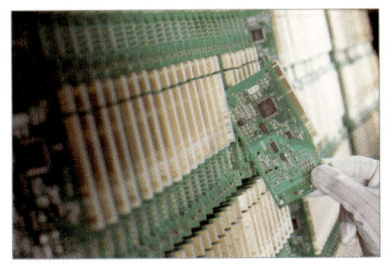

해부학적으로 간이나 심장이니 이런 장기들은 하나의 부품이고 피부니 근육 같은 것은 외장 본체 같은 것이라면 복잡한 반도체 CPU에서 형성되는 프로그램이 있어야 사람은 활동하고, 생각하고, 사랑하게 되는 것처럼 그러니까 호르몬이 없다면 그냥 인체는 그저 아무리 아름다워도 비너스와 다빗 같은 조형물일 수도 있는 것입니다. 똑같은 유전자, 똑같은 외모의 쌍둥이라도 성격이나 신체의 대사과정 모두 각자 다른 것도 호르몬 때문입니다.

호르몬은 사실은 화학물질입니다. 우리 몸의 다양한 조직들은 이런 화학물질이 전해주는 신호에 의해 움직이게 되는 것이고요! 이런 신호 전달의 중심에는 호르몬이 있는 것입니다.

02 호르몬의 여정 이야기

1) 호르몬에는 어떤 것이 있을까요?

우리 몸에는 너무 많은 다양한 역할을 하는 대표적인 호르몬들이 있습니다. 최근 분자생물학의 발전으로 계속해서 새로운 호르몬들이 발견되기도 하는데 이런 호르몬들을 분류하는 방법은 어떤 기능을 하는가, 어느 장기에서 나오느냐 또는 화학적으로 어떤 구성 성분으로 이루어지느냐에 따라 나누어집니다.

우선 장기별로 또는 호르몬의 기능별로 호르몬을 분류하고 설명하는 것은 세 번째 이야기 〈호르몬과 제대로 친해지기〉에서 말씀드리기로 하고, 두 번째 이야기에서는 호르몬의 성분에 따라 분류해서 말씀드리면 호르몬은 그 화학적 구조에 따라 단백질계 호르몬, 스테로이드호르몬, 아민계 호르몬으로 세 가지로 분류될 수 있는데요.

먼저, 단백질계 호르몬은 시상하부, 뇌하수체, 췌장 등을 비롯해서 대부분의 호르몬들이 여기에 속합니다. 우리가 췌장에서 분비되는 호르몬들 중에서 인슐린과 글루카곤이 있는데, 흔히 췌장에서 분비되므로 췌장 호르몬이라고 얘기하지만, 작용으로 보면 이 인슐린과 글루카곤의 호르몬의 작용은 반대입니다. 췌장에서 나오는 호르몬이란 공통점은 있어서 췌장호르몬이라고 할 수도 있지만, 작용 측면에서는 글루카곤은 혈당을 올리는 동화작용호르몬, 인슐린은 혈당을 떨어뜨리는 이화작용호르몬으로 다르게 분류될 수 있지만, 성분 면에서는 단백질계 호르몬 그룹으로 다 같이 분류될 수가 있는 거죠! 단백질계 호르몬의 특성은 혈액을 타고 이동하다가 표적세포로 가서 메시지를 전달하고 곧 문서폐기가 되는 것처럼 파괴됩니다. 혈액 내에서 호르몬들이 파괴되지 않고 얼마 동안 활성 상태로 존재하는가에 따라 호르몬의 반감기를 결정하게 됩니다. 대개 호르몬들을 분해하는 효소가 있어서 이런 효소를 억제하거나 활성화시킴으로써 호르몬의 작용을 조절할 수가 있고 이런 측면에서 약제 개발이 되고 있습니다. 최근에 당뇨병 환자에서 인크레틴이라고 하는 장관 호르몬이 췌장에서 인슐린 분비를 촉진하는 것을 알아냈지만 분비되는 즉시 짧은 시간에 분해되는 것을 발견하고 그 분해 효소를 억제시켜서 인크레틴의 반감기를 길게 해서 치료효과를 얻은 것도 이런 메커니즘을 이용한 것입니다.

스테로이드 호르몬들을 콜레스테롤을 원료로 해서 만들어지는 호르몬입니다. 콜레스테롤은 무조건 나쁘다고만 생각해서는 안 됩니다. 세포의 구성요소에 필수적인 성분임과 동시에 성호르몬과 같은 중요한 호르몬의 원료가 되는 것인데, 스테로이드 호르몬은 대개 부신피질에서 생성됩니다. 신장의 위쪽에 있어서 부신이라고 하는 장기는 겉 부분을 피질이라고 하고 속 부분을 수질이라고 하는데, 부신피질에서 분비되는 알도스테론, 코티솔, 안드로겐 등이 스테로이드 호르몬입니다. 스테로이드 호르몬은 부신피질 호르몬 말고 성호르몬이 속하는데요. 난소에서 만들어지는 여성호르몬 에스트로겐과 프로게스테론, 정소에서 만들어지는 테스토스테론이 여기에 해당됩니다.

아민계 호르몬은 단백질의 기본구조인 아미노산의 변형을 통해 만들어지기 때문에 아주 구조가 간단합니다. 대표적인 아민계 호르몬은 흔히들 카테콜아민으로 부르는 아드레날린과 노르아드레날린이 있습니다. 또 다른 아민계 호르몬에는 갑상선 호르몬도 있습니다. 각각의 호르몬들의 구체적인 기능과 질환에 대해서는 세 번째 이야기에서 다시 말씀드리겠습니다.

표 2-1 인간 호르몬 종류와 분비기관

종류	호르몬	구조	분비기관
단백질계 호르몬	갑상선 자극 호르몬(TSH)	protein (201)	뇌하수체 전엽
	여포 자극 호르몬(FSH)	protein (204)	
	황체 형성 호르몬(LH)	protein (204)	
	프로락틴(PRL)	protein (198)	
	성장호르몬(GH)	protein (191)	
	부신피질 자극 호르몬(ACTH)	peptide (39)	
	항이뇨 호르몬(ADH) (vasopressin)	peptide (9)	뇌하수체 후엽
	옥시토신	peptide (9)	
	티로트로핀 방출호르몬(TRH)	peptide (3)	시상하부
	생식선 자극 호르몬 방출호르몬(GnRH)	peptide (10)	
	생장호르몬 방출호르몬(GHRH)	peptides (40)	
	코르티코 트로핀 방출호르몬(CRH)	peptide (41)	
	소마토스타틴	peptides (14, 28)	
	칼시토닌	peptide (32)	갑상선
	파라트로몬(PTH)	protein (84)	부갑상선
	융막생식선 자극 호르몬(HCG)	protein (237)	트로브라스트와 태반
	인슐린	protein (51)	췌장
	글루카곤	peptide (29)	
	소마토스타틴	peptides (14, 28)	
	에리쓰로포이에틴(EPO)	protein (166)	신장
	Atrial-natriuretic peptide(ANP)	peptides (28, 32)	심장

종류	호르몬	구조	분비기관
단백질계 호르몬	가스트린	peptides (14)	위와 소장
	세크레틴	peptide (27)	
	콜레시스토키닌(CCK)	peptides (8)	
	소마토스타틴	peptides (14, 28)	
	뉴로펩티드 Y	peptide (36)	
	그렐린	peptide (28)	
	PYY3-36	peptide (34)	
	인슐린 유사 생장 인자(IGF-1)	protein (70)	간
	안지오텐시노겐	protein	
	트롬보포이에틴	protein (332)	
	렙틴	protein	지방세포
아민계 호르몬	도파민	Tyrosine derivative	시상하부
	멜라토닌	Tryptophan derivative	송과선
	티록신(T4)	Tyrosine derivative	갑상선
	아드레날린(epinephrine)	Tyrosine derivative	부신수질
	노르아드레날린(norepinephrine)	Tyrosine derivative	
스테로이드계 호르몬	당질 코르티코이드(e.g., cortisol)	steroids	부신피질
	무기질 코르티코이드 (e.g., aldosterone)	steroids	
	안드로겐(e.g., testosterone)	steroids	
	Estrogens(e.g., 에스트라디올)	steroid	난 여포
	프로게스테론	steroid	황체와 태반
	Androgens(e.g., 테스토스테론)	steroid	정소
	칼시트리올	steroid derivative	신장
	칼시페롤(vitamin D3)	steroid derivative	피부

2) 호르몬은 어디에서 만들어지고 어디로 가는 걸까요?

장기들이 비슷한 기능을 갖는 것들을 묶어서 기관이라고 합니다. 호흡기, 소화기, 심장순환기 등을 기관이라고 하는데 내분비기관이라는 것은 그런 각각의 기관들을 연결하는 호르몬을 분비하는 기관입니다. 따라서 어떤 장기든지 호르몬을 분비하는 장기는 다 내분비기관이라고 할 수 있는데요. 전통적으로 뇌하수체, 갑상선, 췌장, 부신과 같은 내분비기관의 장기도 있지만, 최근에 다양한 새로운 호르몬들이 발견되면서 새로이 내분비기관으로 생각되고 있는 장기도 있습니다.

예를 들어 지방도 내분비기관입니다. 근육도, 소화기관인 소장도 여러 가지 호르몬을 분비하기 때문에 최근에 내분비기관으로도 생각하고 있습니다. 그래서 이런 전통적인 장기에 대한 분류는 어찌 보면 이제 정확한 것은 아니죠. 한마디로 내분비기관은 여러 가지 세포활동을 조절하는 데 필요한 화학물질, 즉 호르몬을 분비하고 운반해주는 전달시스템이라고 할 수 있습니다. 이런 생체 정보 전달시스템 중에 하나가 신경계인데 역할과 기능도 비슷하여 내분비계는 또 다른 생체 정보 전달 시스템인 신경계와 아주 밀접한 관계가 있습니다. 실제로 발생학적으로도 신경계와 내분비계는 유사한 기원을 공유하기도 하거든요.

한마디로 호르몬은 메시지를 전달하는 물질입니다. 호르몬은 만들어진 장기에서 인접한 장기로 가서 작용하기도 하고 먼 장기에 전달되어 신호를 전달하기도 합니다. 심지어 자기 자신의 장기도 자신이 분비한 호르몬 영향을 받게 되기도 합니다. 이렇게 호르몬이 만들어진 장소에서부터 표적세포가 얼마나 멀리 떨어져 있는가, 즉 호르몬이 영향을 미치는 표적세포의 위치에 따라서 오토크라인, 파라크라인 그리고 엔도크라인으로 나누기도 합니다.

표적세포라는 것은 이런 호르몬의 메시지를 받고 전달된 메시지에 따라 인체의 조직이나 기능에 필요한 여러 가지 단백질을 만들어서 신체 활동을 유지하도록 하는 세포입니다. 오토크라인은 분비된 호르몬이 같은 세포에 작용하는 것이고 파라크라인은 인접세포에 엔도크라인은 혈액과 조직액에 방출된 호르몬이 전달되어 멀리 떨어진 원격세포까지 전달되어 메시지가 전달되어 작용하는 것을 의미하며, 광의의 정의로서 넓게 보면 모두 엔도크라인입니다.

그림 2-1 오토크라인, 파라크라인, 엔도크라인의 방식

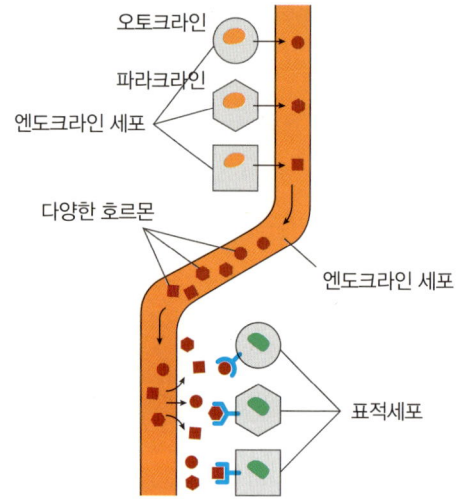

03 호르몬의 작용과 조절 이야기

우리 몸에서 생명신호를 전달하는 두 개의 시스템이 있습니다. 하나는 신경계이고 또 다른 하나는 내분비계인데요! 두 시스템은 밀접한 관련이 있지만 차이가 있습니다. 신경계는 신경세포가 연결되어 전기적 자극이 신경세포 사이사이의 화학물질로 연결되고 다시 전기적 자극이 릴레이로 전달되는 전선 같은 것이라고 비유한다면 내분비계는 화학물질들이 혈액을 통해 바로 주변부터 멀리 있는 세포까지 도처에 있는 세포들에 직접적으로 수용체를 이용해 신호를 전달하는 것입니다. 그래서 신경계의 시스템은 유선전화라면 또 다른 정보전달 시스템인 내분비계 호르몬은 광대역 LTE-A, 와이파이라고 할 수 있습니다.

1) 호르몬은 어떻게 분비되는 것일까요?

호르몬은 각각의 호르몬을 분비하는 고유의 장기가 있어서 이런 장기들을 내분비계, 내분비장기라고 합니다. 이러한 호르몬을 분비하는 고유의 장기들은 호르몬 분비 세포가 있는데 식사 운동 스트레스 등 생활 외부 환경에 자극은 감각신경을 통해 다양한 자극들이 이러한 세포에 전달되어 우선 이미 만들어진 호르몬을 저장하고 있는 세포 안주머니 소포체라는 곳에 있던 호르몬이 적재적소에서 적시에 대응하게 하고, 더 필요한 호르몬은 세포 내 호르몬 공장에서 새롭게 생산하여 다시 필요한 곳에서 사용하게 됩니다.

말하자면 기동타격대와 후방 보급 지원군이 있다고 비유하면 되는데 최근에 노벨생리학상을 받은 스탠포드 대학의 연구결과는 인슐린과 같은 호르몬이 소포체에 저장되었다가 이동하는 경로와 기전을 비로소 알아내어 받게 되었을 정도 아직 그 과정은 다 완전하게 밝혀진 것은 아닙니다.

그만큼 호르몬의 세계는 아직도 미지의 세계이고, 그렇지만 이것들을 하나하나 밝혀낸다면 진정한 생로병사의 비밀이 밝혀질 것입니다.

2) 호르몬은 어떻게 작용하는 것일까요?

호르몬은 어떻게 표적세포에서 메시지를 전달할까요? 호르몬은 수용체라는 것이 있습니다. 초인종 같은 것이죠. 즉 호르몬이 수용체와 결합해야 초인종이 울리고 신호가 세포 내로 전달하게 되어 신체 대사가 이루어지는 것입니다. 단백질계 호르몬과 아민계 호르몬 등은 표적세포의 세포막에 수용체가 있어서 호르몬이 세포막에 있는 수용체에 결합하면 다단계 신호전달이 세포질 안에서 일어나면서 그 신호가 세포핵으로 이동해서 호르몬에 관한 생물학적 반응이 일어납니다. 하지만 스테로이드 호르몬의 수용체는 세포내부에 위치해 있어서 호르몬은 핵 안까지 들어가서 세포질에 있는 수용체와 결합 합니다. 그러면, 그 호르몬-수용체 복합체는 직접 다시 핵 안에 있는 반응 부위로 이동하여 생체 신호가 세포핵으로 전달되는 것이죠!

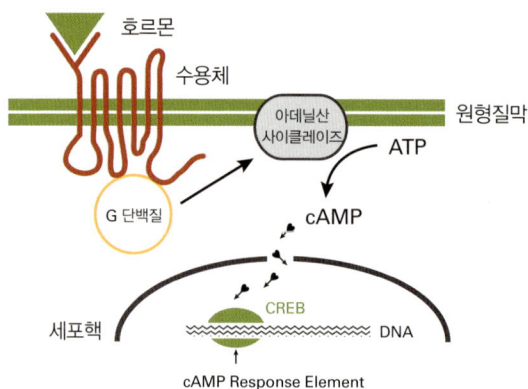

그림 2-2 단백질계 아민계 호르몬

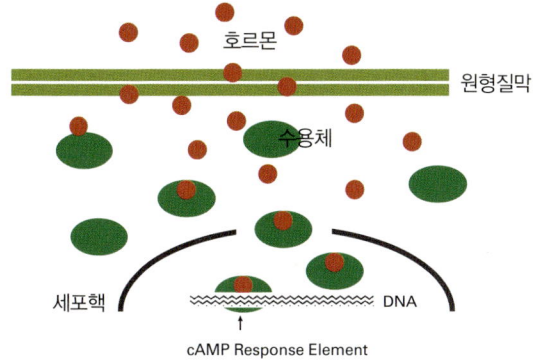

그림 2-3 스테로이드 호르몬

3) 어떻게 호르몬은 양을 조절하나요?

이렇게 호르몬은 매우 중요한 신체의 화학물질인데 그러면 이런 호르몬의 생산과 억제를 조절은 어떻게 이루어지는 것인지 궁금하지 않습니까?

먼저 첫 번째의 조절 방식은 반대 작용을 하는 호르몬 쌍에 의한 방식이 있습니다. 호르몬은 항상 짝을 이루어 작용합니다. 즉 어떤 호르몬이 있으면 그 반대의 작용을 하는 호르몬이 있는 거죠.
호르몬의 작용은 한마디로 항상성을 유지하는 것입니다. 항상성이라는 것은 항상 일정한 상태로 우리의 몸의 상태를 유지하고자 하는 성질이죠! 자극에 의해 변화가 일어나면 그 변화를 다시 평정상태로 만들려는 힘이 필요하고 그런 방향을 일으키는 호르몬이 필요한데, 그런 호르몬들은 대개 두 개의 쌍으로 짝을 이루어 반대 방향의 역할을 하는 호르몬이 필요합니다. 길항작용 호르몬이라고 하는데 마치 음양의 조화 같은 것입니다. 그러니까 이런 항상성을 유지하기 위해서는 길항호르몬이 필요합니다.

예를 들어 인슐린이 있으면 글루카곤이 있고 렙틴이 있으면 그렐린이 있습니다. 서로 반대의 작용을 해서 균형을 이루게 하는 호르몬의 짝이라고 할 수 있습니다. 정확한 반대의 작용은 아니더라도 주요 작용이 반대의 방향으로 움직이게 됩니다! 작용을 하는 호르몬이 있습니다.

두 번째의 조절 방식은 되먹이기 방식에 의한 조절입니다. 즉, 두 호르몬이 있을 때 서로 상대 호르몬의 작용에 따라 각자의 호르몬이 분비가 여러 가지 방식으로 변화하게 됩니다. 특히 호르몬에 의해 2차적으로 분비되는 호르몬이 있게 된다면 그 이차적 호르몬의 농도가 올라가면 처음에 일차적 호르몬의 농도는 낮아지고, 그래서 이차적 호르몬이 낮아지게 되면 다시 처음의 일차적 호르몬이 올라가게 되는데 이를 음성 되먹이기, 음성 피드팩 작용이라고 합니다. 예를 들어 갑상선호르몬이 적게 분비되면 뇌에서 갑상선으로 일을 더 많이 해서 호르몬을 많이 분비하라고 신호를 보내게 됩니다. 이런 기능을 "음성 피드백"이라고 합니다. 이는 호르몬의 분비와 작용에 아주 중요한 역할을 하고 있습니다. 이런 음성 피드백의 대표적인 예로 폐경 여성의 호르몬 상태를 들 수 있습니다. 폐경 여성은 난포에서 "에스트라디올"이라는 여성호르몬이 적게 분비되는 상태입니다. 그러니까 시상하부 뇌하수체 축에서는 에스트라디올이 적게 분비되는 상태로 인식하고 "여포자극호르몬[1]"이라는 난포 자극 호르몬을 많이 분비해서 난포를 자극하려고 하는 것입니다.

그러나 "음성 되먹이기"만 있는 것이 아닙니다. 호르몬 분비에는 "양성 되먹이기"도 있습니다. 대표적인 예로 여성의 월경주기 전반부 때 난소에서 에스트라디올이 분비될 때 볼 수 있습니다. 에스트라디올 양이 많아지면

---

1) FSH, Follicular Stimulating Hormone

뇌하수체에서 황체호르몬[2]을 많이 분비하게 됩니다. 얼마만큼 많이 분비하냐 하면 "황체호르몬 급등(LH surge)"이라는 단어를 사용할 정도로 많이 분비합니다. "surge"란 말은 '급증한다', '밀물이 밀려오는 것처럼 증가한다' 이러한 뜻이 있습니다. 그렇게 황체호르몬이 많이 분비되어 배란이 이루어지게 됩니다. 이렇듯 호르몬은 분비하는 장기와 표적 장기 사이에 신호를 전달해서 우리 신체가 여러 가지 일을 제대로 하게끔 하는 중요한 역할을 합니다.

이렇듯 되먹이기 과정은 오케스트라의 튜닝 과정입니다. 오케스트라에서 연주를 시작하기 전에 오보에의 소리에 맞춰서 바이올린, 비올라, 첼로, 콘트라베이스 등의 현악기와 클라리넷, 바순 등의 관악기들이 높낮이의 소리를 조절하는 튜닝과정처럼 항상 일정의 호르몬 상태 수준을 유지하려는 과정인거죠.

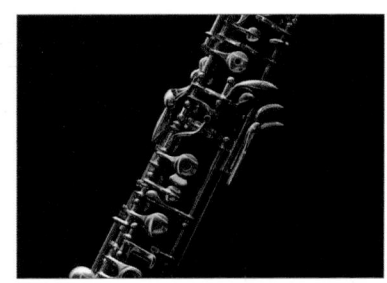

세 번째는 이런 길항호르몬, 음성 또는 양성 되먹이기 작용 외에도 호르몬의 양을 조절하는 또 다른 방식은 호르몬이 조절하는 물질에 의해 호르몬의 양이 결정되어지기도 합니다. 예를 들어, 갑상선 호르몬을 만드는 세포의 경우, 혈액 순환 중에 접촉하게 되는 요오드의 양을 통해 자신의 호르몬 생산을 조절하기도 하고, 혈중 칼슘이온의 증가는 파라트로몬 호르몬 생성을 억제하며 반대로 칼슘이 낮은 경우에는 파라트로몬의 생성을 자극하는 것과 같은 방식입니다.

---

2) LH, Lutenizing Hormone

네 번째의 조절 방식은 인간의 생체 리듬입니다. 즉 하루의 바이오리듬, 1년의 바이오리듬, 계절, 기후, 일조량 등의 영향에 따라 호르몬은 항상 일정한 양으로 지속적으로 분비되는 것이 아니고 자극에 의해 분비되고 그 분비되는 패턴도 리듬을 따라 분비되어야만 제 기능을 보인다는 것도 흥미로운 사실입니다. 특히 시상하부에서 분비되는 호르몬의 경우에는 인간의 생활 리듬과 조화를 이루는 하나의 분비 리듬을 따르고 있습니다.

다섯 번째 호르몬의 기능에 영향을 미치는 조절 방식은 호르몬 수용체를 통해서입니다. 호르몬의 양이 많아지면 수용체의 수는 줄어들고 양이 적어지면 수용체의 수는 늘어나는데, 이를 통해 호르몬의 효과를 조절하려는 방식입니다. 수용체의 숫자가 많아지거나 적어짐에 따라 상향 조절되기도 하고 하향 조절될 수 있습니다. 그런데 이런 조절 방식에 문제가 생기면 호르몬과 수용체간의 저항성이 생길 수 있습니다. 호르몬의 작용을 반대하는 성질이 우리 몸에 생기는 겁니다. 인슐린 저항성, 렙틴 저항성 등이 생기게 되는 것이죠.

이런 저항성이 있으면 호르몬 수치는 더 상승하게 됩니다. 호르몬 저항성은 좀 복잡하지만 수용체 전에 일어날 수도 있고 수용체 수준에서 일어날 수도 있고 수용체 이하의 수준에서도 일어날 수도 있습니다. 호르몬 저항성은 질병의 발생과 진행에 매우 중요한 개념입니다.

4) 호르몬 저항성과 질병은 어떤 관계가 있나요?

이제 호르몬의 저항성을 더 공부해 보겠습니다. 대표적인 것이 인슐린 저항성인데요! 인슐린 저항성이 있으면 인슐린 수치는 더 높아지게 되고 렙틴 저항성이 있으면 렙틴 수치는 더 증가하는데 그럼에도 그 인슐린이나 렙틴의 작용은 저항성 때문에 효과가 없습니다. 오히려 상승된 호르몬 수치에 따른 부작용이 생깁니다. 예를 들어 인슐린 저항성이 있어서 고인슐린혈증이라고 인슐린 수치가 높아지면 높아진 인슐린 때문에 혈당은 떨어뜨리지 못하고 오히려 인슐린의 다른 작용이 커져서 합병증을 일으키게 되는 것입니다. 인슐린 저항성에 의해 과도하게 높아진 인슐린, 즉 고인슐린혈증이 되면 여러 가지 질병을 일으키는 염증인자 CRP, 나쁜 인터루킨 IL-6, TNF-α 등의 혈액 내 물질을 상승시켜서 고혈압, 고지혈증, 고요산혈증, 통풍 등 대사적인 문제들이 발생하고, 심혈관질환, 중풍 등의 혈관합병증을 유발하고 심지어 암, 치매 등과도 연관되어진다는 연구보고들이 있습니다. 따라서 인슐린이 부족한 당뇨병은 인슐린의 보충이 필수적이지만 인슐린 저항성이 생겨서 인슐린 작용이 떨어진 경우 오히려 저항성을 떨어뜨리게 위한 치료전략을 구상해야 합니다. 또한, 렙틴은 인체의 에너지 저장 상태를 중추신경계에 보고하여 식욕을 억제하고 체중을 조절하는 기능을 하고 있는데, 렙틴저항성이 생겨서 항상성을 유지하는 대신에 렙틴의 다른 작용, 즉 정상적으로 비활성화된 상태의 호르몬을 활성호르몬을 바꾸는 역할이 증폭되어 오히려 병적인 상태를 유발하는 효과가 더 나타날 수도 있게 됩니다.

이런 호르몬 저항성이 생기는 원인은 유전적인 요소와 환경적인 요소들의 함수관계를 통해 발생되는데 식사, 운동 그리고 스트레스 등 환경적인 문제가 더 큰 부분을 차지한다고 생각합니다. 분자 생물학적 측면에서 보면 호르몬 저항성은 호르몬의 수용체 이전 단계에서 일어날 수도 있고 또는 수용체 수준에서 일어날 수도 있고 또는 수용체 자체의 문제, 그리고 수용체 이후 수준, 즉 세포내로 신호전달과정의 문제가 생겨서 일어날 수 있습니다. 즉 아까 호르몬이 수용체를 통해 조절하는 방식을 말씀드렸는데 이런 조절 방식의 문제가 생기면 호르몬과 수용체간의 저항성이 생길 수 있습니다. 호르몬의 작용을 반대하는 성질이 우리 몸에 생기는 겁니다. 인슐린 저항성, 렙틴 저항성 등이 생기게 되는 것이죠.

이런 호르몬 저항성이 있으면 호르몬 수치는 더 상승하게 됩니다. 그렇지만 그 호르몬 자체의 기능은 저항성 때문에 저하되고 전혀 다른 현상과 결과들이 유발되는 것입니다. 이런 호르몬 저항성은 질병의 발생과 진행에 매우 중요한 개념입니다.

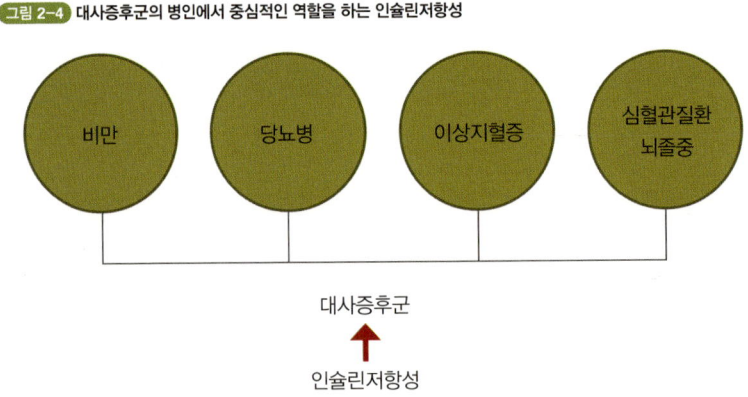

그림 2-4 대사증후군의 병인에서 중심적인 역할을 하는 인슐린저항성

금성에서 온 여자 화성에서 온 남자

남성과 여성의 성적인 차이는 성염색체를 비롯한 유전자의 차이로 인한 생물학적인 생식기관의 차이뿐만 아니라 다양하고도 미묘한 감정, 감각 등의 차이들이 있게 되는데 여기에도 성호르몬이라는 호르몬의 역할이 작용합니다. 이러한 유전자와 호르몬의 차이는 금성에서 온 여자 화성에서 온 남자 같은 여러 가지 재미있는 차이를 보여주기도 합니다. 그래서 몇 가지 일상에서 일어나는 일들을 호르몬의 시각에서 파악하면 더욱 서로를 잘 이해하게 될 수 있다고 생각합니다.

호르몬 명의 안철우 교수의 호르몬 이야기

남자가 여자보다 주차를 잘하는 이유는?
남성에게 많은 남성호르몬은 우뇌의 성장을 발달시킵니다. 우뇌에는 공간을 인지하는 중추가 있기 때문에 남자가 여자보다 방향감각과 공간인지능력이 뛰어날 수밖에 없습니다. 이 때문에는 남자는 여자보다 블록놀이를 좋아하고 주차를 잘하게 됩니다. 건축이나 엔지니어링 분야에 남자가 많은 것도 남성호르몬의 영향입니다. 여성도 유독 주차를 잘하는 기간이 있는데 바로 체내 에스트로겐 농도가 가장 낮은 월경주기 초순입니다. 이때에는 여성도 남성호르몬의 비율이 상대적으로 높아져 공간적 사고력이 평소보다 높아지기 때문이죠.

남자는 약지 길고, 여자는 검지 길어야 '선남선녀'?
검지와 약지의 길이의 비를 학문적으로 'D2-D4비'라 합니다. 일반적으로 남성은 약지(D4)가 검지(D2)보다 길기 때문에 'D2-D4비'가 1보다 작습니다. 반대로 여성은 검지가 약지보다 길기 때문에 이 비율이 1과 같거나 크게 됩니다. 즉, 약지는 '테스토스테론 손가락', 검지는 '에스트로겐 손가락'이라 할 수 있습니다. 이 지수가 낮을수록 남성호르몬이 많다는 것을 의미합니다. 따라서 약지가 상당히 긴 남성은 각진 턱을 가지고 있고 운동경기 등에 두각을 보이는 경우가 많고 검지가 긴 여성은 여성적인 외모와 몸매를 가지고 있는 경우가 많습니다.

어제는 '터프가이' 오늘은 '꽃미남'이 좋아요
한 실험 결과, 배란기 직전의 여성은 남자다운 얼굴을 선호하고 배란기가 지난 후에는 여성스런 얼굴의 남성을 더 선호한다는 것으로 나타났습니다. 임신 가능성이 있을 때는 건강한 아기를 얻기 위해 남자다운 인상의 이성을 선호하고, 비가임기에는 아이를 가질 필요가 없기 때문에 남성호르몬이 적게 분비되는 자상하고 사랑스러운 꽃미남 타입의 남성을 선호한다는 것이 심리학자들의 설명입니다.

두 번째 이야기 Point

호르몬의 정의와 작용

호르몬의 화학적 구조에 따라 단백질계 호르몬, 스테로이드 호르몬, 아민계 호르몬으로 나눌 수 있습니다. 단백질계 호르몬은 시상하부, 뇌하수체, 췌장 등을 비롯한 대부분의 호르몬이 이에 속합니다. 대표적으로 췌장에서 분비되는 호르몬인 인슐린과 글루카곤이 있습니다. 스테로이드계 호르몬은 콜레스테롤을 원료로 해서 만들어집니다. 성호르몬 등이 이에 속합니다. 스테로이드계 호르몬은 대개 부신피질에서 생성됩니다. 또한 난소에서 만들어지는 여성호르몬 에스트로겐과 프로게스테론, 정소에서 만들어지는 테스토스테론이 바로 스테로이드 호르몬입니다. 아민계 호르몬의 대표적 호르몬은 아드레날린과 노르아드레날린, 갑상선 호르몬이 있습니다.

호르몬은 메시지를 전달하는 물질입니다. 그래서 전달 경로가 있습니다. 만들어져서 인접한 장기로 가서 작용하기도 하고 먼 장기에 전달되어 신호를 보내기도 하고 심지어 자기가 만들고 자기에게 작용하기도 합니다. 자기에게 직접 작용하는 것을 오토크라인, 인접한 장기로 가서 작용하는 것을 파라크라인, 혈액과 조직액에 방출되어 먼 장기로 전달되어 신호를 보내는 것을 엔도크라인이라고 합니다. 또한 이렇게 호르몬이 작용하는 대상이 되는 장기의 세포를 일컬어 표적세포라고 합니다.

그러면 호르몬은 어떻게 조절하는 것일까요? 첫 번째 조절 방식은 반대 작용을 하는 호르몬 쌍에 의한 방식입니다. 그것을 길항 호르몬이라고 하는데 예를 들어 인슐린이 있으면 혈당을 올리는 글루카곤이 있고 식욕을 떨어뜨리는 렙틴이 있으면 식욕을 증가시키는 그렐린이 있습니다. 두 번째 조절 방식은 되먹이기 방식입니다. 예를 들어 갑상선호르몬이 적게 분비되면 뇌에서 갑상선으로 일을 더 많이 해서 호르몬을 많이 분비하라고 신호를 보내게 됩니다. 이런 기능을 "음성 되먹이기"라고 합니다. 이는 호르몬의 분비와 작용에 아주 중요한 역할을 하고 있습니다. "양성 되먹이기"도 있는데 대표적인 예로는 여성의 배란기입니다. 에스트라디올 양이 많아지면 뇌하수체에서 황체호르몬을 급등시켜 배란이 이루어지게 합니다. 세 번째는 호르몬이 조절하는 물질에 의해 호르몬이 조절되는 경우입니다. 요오드와 갑상선 호르몬이 그 예가 되겠습니다. 네 번째는 인간의 생체 리듬입니다. 시상하부에서 분비되는 호르몬의 경우 인간의 생활 리듬과 조화를 이루는 분비 리듬을 따르고 있습니다. 다섯 번째는 호르몬 수용체를 통한 방식입니다. 호르몬의 양이 많아지면 수용체의 수가 줄어들고 호르몬의 양이 적어지면 수용체의 수가 많아지는 방식입니다. 인슐린 저항성, 렙틴 저항성 등이 그 예입니다. 이러한 호르몬 저항성은 질병과도 연계 됩니다. 대표적으로 인슐린 저항성은 특히 제2형 당뇨병과 대사증후군의 주된 병태생리이기도 합니다. 자, 이제 호르몬의 여정을 좀 이해하실 수 있겠지요?

호르몬의 오해와 진실 조금 더 남겨진 궁금한 이야기

Q 먹어도 먹어도 뭔가 허전한 느낌이 드는 것도 호르몬의 이상 때문인가요?

A 식욕을 증가시키는 호르몬인 그렐린의 영향으로 볼 수도 있습니다. 즉 식사를 하게 되면 그레릴이 감소하고 렙틴이 증가해야 하는데 어떤 음식들은 식후에도 렙틴의 분비는 잘 안 되고 바로 그렐린이 다시 증가하는 경우가 있게 되는데 이런 음식과 식습관들은 식사를 해도 금방 허기를 느끼게 만드는 것입니다.

Q 여성호르몬의 감소로 인해 갱년기가 오게 되는데요, 이때 어떻게 대처를 해야 할까요?

A 갱년기가 오면 안면 홍조, 기분의 변화 등 많은 변화를 겪게 되지만 의학적으로 문제가 되는 부분은 아무래도 골다공증, 당뇨병, 이상지질혈증 등 다양한 대사성 질환의 발생일 것입니다. 질병의 발생을 예방하기 위해 정기적으로 병원에서 검진을 하시는 것이 좋습니다. 그리고, 여성호르몬의 감소로 인한 근육량 저하가 대사성 질환의 원인이 될 수 있으므로 규칙적인 운동을 하시는 것이 좋겠습니다.

Q 호르몬 불균형을 예방하는 방법은 무엇이 있나요?

A 규칙적인 생활습관을 유지하는 것이 가장 좋습니다. 우리 몸에는 항상성이라는 것이 있어서 일시적인 불균형은 자율적으로 조정하려는 과정이 일어납니다. 그러나 불균형이 심하거나 오래 지속되어 병적인 상태가 유발된 경우에는 호르몬의 과다를 치료하는 약물이나 수술, 그리고 호르몬의 결핍된 경우에는 부족한 호르몬의 분비를 촉진하는 약물이나 보충하기 위한 호르몬 대체 요법을 시행해야 합니다.

Q 사춘기 신체변화와 성 호르몬과의 관계, 어떤 순서로 변화하나요?

A 남성과 여성이 다릅니다. 여성은 사춘기 초기에, 남성은 사춘기 중기 이후에 급성장이 이루어지고 여성은 성호르몬 분비로 인한 이차 성징이 더 빨리 나타납니다. 그래서 성장판이 닫히는 나이도 남성보다 여성이 빠릅니다. 일반적으로 성호르몬의 변화가 먼저 일어나고 그에 따른 신체의 변화가 단계적으로 이루어지게 됩니다.

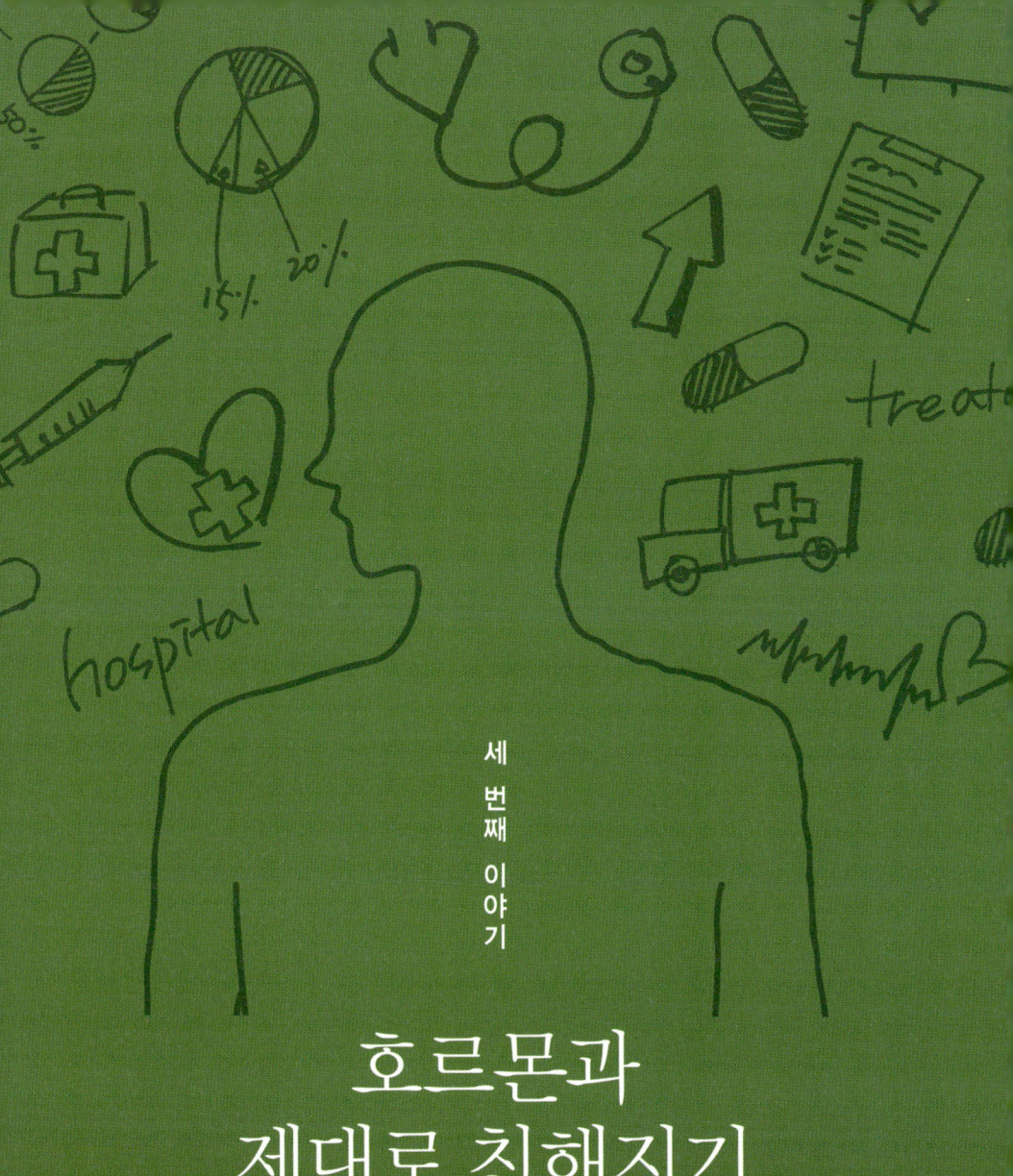

세 번째 이야기

호르몬과 제대로 친해지기

01 호르몬과 질병 이야기 • 02 환경호르몬 이야기 • 03 호르몬 검사 이야기

도대체 호르몬에는 어떤 것들이 있고
이상이 되면 무슨 증상과 질환이 생기고
치료는 어떤 것이 있는지
최신 연구결과까지 친해져 보자.

> 세 번째
> 이야기

호르몬과
제대로 친해지기

본격적인 호르몬의 무궁무진한 세계에 들어가기 전에 몇 가지 질문을 하겠습니다. 대표적인 호르몬의 종류는 무엇이 있을까요? 너무 많은 호르몬들 중에 꼭 알아야 할 호르몬이 무엇일까요? 우리 몸에는 다양한 호르몬들이 있는데 이런 호르몬들을 분류하는 방법은 어느 장기에서 나오는가 또는 어떤 구성 성분으로 이루어지는가에 따라 나누어집니다. 그렇다면 다양한 이런 호르몬들을 분비하는 장기들은 어떻게 연결되어 작용할까요? 이런 궁금증에서 출발해서 세 번째 이야기는 호르몬에 대해 각론적으로 알아보는 시간입니다!

01 호르몬과 질병 이야기

지금까지 이야기를 들으시고, 모두 호르몬과 질병은 서로 맞물려 있다는 것을 짐작하실 수 있을 텐데요. 자! 이제 대표적인 호르몬의 재미있는 작용을 알아보도록 하겠습니다.

1) 대표적인 호르몬의 종류는 무엇이고 어디에서 만들어질까요?

호르몬을 분비하는 내분비 장기는 시상하부, 뇌하수체, 송과선, 갑상선, 부갑상선, 췌장, 간, 위, 소장, 부신, 정소, 난소 등이며 한 장기에서도 다양한 호르몬이 나옵니다. 최근 지방 및 근육 조직에서 분비되는 호르몬도 새롭게 조명되고 있어 이러한 장기들도 내분비기관으로 분류되고 있습니다. 그런데, 각각의 장기에서 분비되는 호르몬의 종류는 매우 많고 다양해서 그중에서도 대표적인 호르몬과 내분비장기를 말씀드리겠습니다.

뇌에는 시상하부와 뇌하수체라는 영역이 있습니다. 이 시상하부와 뇌하수체가 호르몬 분비에 아주 중요한 역할을 담당하고 있습니다. 시상하부와 뇌하수체 그리고 부신피질로 이어지는 호르몬 분비의 한 축이 있는데 이 축이 무너지게 되면 여러 가지 질병이 발생하게 됩니다. 또한 시상하부와 뇌하수체는 갑상선과도 한 축을 이루고 있으며 생식선인 난소와도 축을 이루고 있습니다. 시상하부에서 뇌하수체로 호르몬이 분비되어 신호를 전달하면 뇌하수체에서 부신피질, 갑상선, 난소 등의 표적 장기로 호르몬을 분비하여 신호를 전달하는 체계입니다. 그래서 부신 피질 등의 표적 장기가 우리 몸에 필요한 호르몬의 양을 조절해서 분비할 수 있게 합니다. 예를 들어 여러분들 많이 아시는 갑상선 질환의 경우 이러한 축이 무너져 있는 모습을 볼 수 있습니다. 갑상선 질환은 기능적인 측면에서 갑상선기능항진증과 갑상선기능 저하증으로 나눌 수 있는데 기능의 항진과 저하는 갑상선호르몬이 많이 나오느냐 적게 나오느냐로 나누는 것입니다. 이렇게 각각의 호르몬들의 이상은 다양한 내분비질환들과 밀접한 관련이 있게 됩니다.

그림 3-1 인체 내 호르몬을 분비하는 대표적인 내분비 장비들

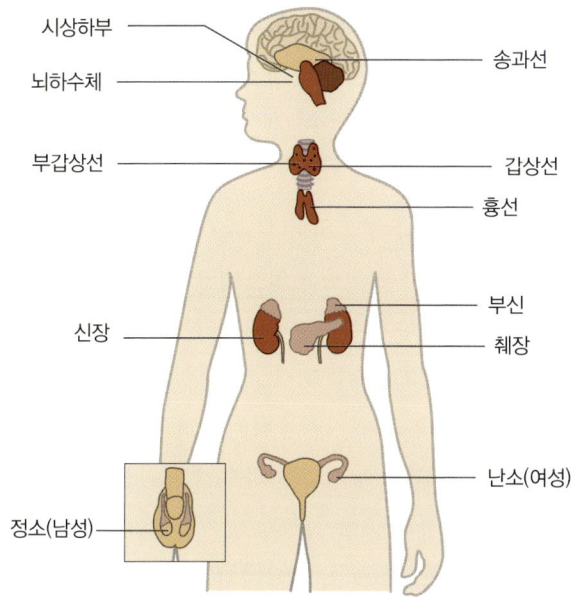

2) 대표적인 호르몬 작용은 무엇이고 호르몬의 불균형에 따른 이상증상들은 어떤 것들이 있을까요?

이제 대표적 호르몬들의 작용과 문제가 생겼을 때 일어나는 증상들을 알아볼까요? 자! 이제 쉽게 설명하기 위해서 호르몬을 분비하는 장기별로 먼저 시작하겠습니다! 우선, 머리에서부터 시작하지요.

(1) 뇌하수체 호르몬과 질환들

먼저 뇌하수체 전엽에서는 성장호르몬[1], 프로락틴[2], 황체형성호르몬[3], 여포자극호르몬[4], 갑상선자극호르몬[5] 등이 분비되고, 뇌하수체 후엽에서는 항이뇨호르몬[6], 옥시토신[7] 등이 분비됩니다. 사실 뇌하수체 후엽은 사실 뇌하수체 전엽과는 전혀 다른 해부학적 구조입니다. 뇌하수체 전엽은 호르몬을 분비하는 세포들로 구성된 내분비계 장기라면 뇌하수체 후엽은 시상하부라는 신경계 조직의 말단이라고 할 수 있습니다. 그러나 뇌하수체와 시상하부는 기능적으로나 해부학적으로 너무나 밀접한 관계를 갖고 있습니다. 이런 시상하부와 뇌하수체에서 분비된 호르몬들은 갑상선이나 부신 등 다른 내분비계 기관들의 수용체에 작용하여 그들의 호르몬 분비를 자극합니다. 따라서 이런 뇌하수체와 시상하부의 호르몬이 과잉으로 분비되거나 결핍이 되면 뇌하수체 기능 항진증과 저하증이 발생되고 전체적인 뇌하수체 호르몬의 문제인지 특정 호르몬만의 문제인지에 따라 관련된 호르몬들과 장기에서 분비되는 호르몬들이 어우러져 다양한 증상이 나타나게 되죠!

---

1) GH; Growth Hormone
2) Prolactin
3) LH; Luteinizing Hormone
4) FSH; Follicular Stimulating Hormone
5) TSH; Thyroid Stimulating Hormone
6) ADH; Anti-Diuretic Hormone
7) Oxytocin

그림 3-2 뇌하수체 전엽과 후엽

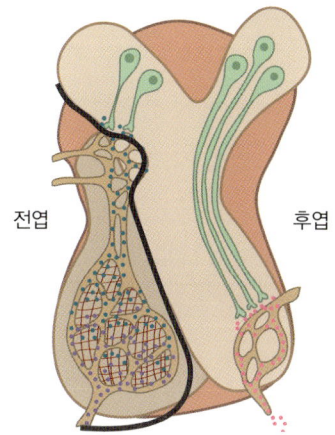

그러니까 통칭해서 뇌하수체 항진증이란 병명이나 저하증이란 병명보다는 각 호르몬에 따른 항진 저하에 따른 질병과 연결되어 있습니다. 따라서 이제 성장호르몬, 유즙분비 호르몬, 부신피질 자극 호르몬 등을 비롯한 각각의 뇌하수체 호르몬들의 작용과 그에 다른 질환들을 알아보겠습니다.

① 성장호르몬

성장호르몬은 몸의 성장을 촉진하는 호르몬인데 성장호르몬이 분비가 잘 안 되면, 성장기 아이들의 성장에 관여해서 성장호르몬이 아이들에게 부족해지면 저신장증이 올 수 있을 뿐만 아니라 성인에서도 매우 대사적으로 중요한 역할을 해서 성인에서 성장호르몬이 부족해지면 근육량은 줄고 지방분해가 안 돼서 비만해지고 노화가 빨리 진행되게 됩니다. 성장호르몬이 부족한 경우 사춘기 이전에 성장판이 닫혔는지 여부를 확인해서 성장호르몬 치료를 받으면 이차적인 성장을 기대할 수 있고, 성인에게서도 활력을 줄 수 있습니다. 최근 성장호르몬 치료 주사가 반감기가 큰 1주 용이 나와서 1주에 1회 간편하게 사용되고 있습니다.

반대로 성장호르몬이 과잉 분비되면 거인증, 말단비대증이 발생될 수 있으며 농구 선수 같은 운동선수들에게도 흔히 있게 되는데요! 성장호르몬을 줄여주는 약물이나 주사요법을 시행할 수도 있지만 원인이 되는 성장호르몬을 분비하는 종양을 제거하는 수술적 치료를 권고하고 있습니다. 말단비대증이나 거인증이 생기면 단지 키가 크다고 문제되는 것이 아니고 심혈관질환이나 대장암 등이 발생될 수 있으므로 그래서 반드시 치료하는 것이지요. 이런 성장호르몬은 간에서 분비되는 소마토메딘이라는 성장호르몬의 골격조직 작용에 중개를 하는 호르몬을 통해 일어나고 위, 장, 췌장에서 분비되는 소마토스타틴에 의해 억제되기도 합니다.

② 프로락틴

프로락틴 프로락틴은 여성에서 임신을 했을 때 유방에서 젖을 만들도록 도와주고 성적 욕구를 감소시킵니다. 관련 질병으로 프로락틴이 많이 분비되는 상태인 고프로락틴혈증이 되면 생리가 멈추고 유즙이 나올 수 있는데, 프로락틴인 프로락틴 호르몬을 분비하는 프로락틴 종양이 있는지 확인해보고 종양이라 하더라도 프로락틴 분비를 줄이는 약물치료를 우선 권고하고 있습니다.

③ 여포자극호르몬과 황체형성호르몬

여포 자극 호르몬과 황체 자극 호르몬은 남성에서는 정자의 형성을 자극하고 남성호르몬을 만드는 데 관여합니다. 여성의 경우에는 난자의 형성을 자극하고 여성호르몬을 만드는 데 관여하며 정상적으로 생리를 하도록 합니다.

④ 여포자극호르몬

난포 자극 호르몬과 황체 자극 호르몬은 남성에서는 정자의 형성을 자극하고 남성호르몬을 만드는 데 관여합니다. 여성의 경우에는 난자의 형성을 자극하고 여성호르몬을 만드는 데 관여하며 정상적으로 생리를 하도록 합니다.

⑤ 갑상선자극호르몬

갑상선 자극 호르몬은 갑상선에서 갑상선 호르몬을 만들도록 자극하는데, 만일 갑상선 자극 호르몬이 많이 분비되면 갑상선에서 갑상선 호르몬이 당연히 많이 분비되므로 이차성 또는 중추성 갑상선 기능 항진증이 발생될 수 있습니다. 이런 상태에서는 대개 갑상선 호르몬이 증가해도 음성 되먹이기가 걸리지 않아서 갑상선 자극 호르몬도 증가하는 상태를 보이게 됩니다. 갑상선 자극 호르몬이 부족하면 당연히 갑상선에서 갑상선 호르몬은 적게 분비될 것이고 그에 따른 갑상선 기능 저하증이 나타날 수 있습니다.

⑥ 부신피질자극호르몬

부신피질 자극 호르몬은 콩팥 위에 있는 부신에서 당질코르티코이드를 만들도록 자극하는데 일반적으로 쿠싱증후군이라고 하는 것과는 달리 쿠싱병이라고 부신피질 자극 호르몬의 과잉으로 인한 부신피질 호르몬이 많이 나오는 상태가 되고 결국은 부신피질 호르몬의 과다로 여러 가지 증상들이 나올 수 있습니다. 치료는 부신피질 자극 호르몬의 분비를 억제하여 부신에서 분비되는 부신피질 호르몬을 줄이는 수술이나 약물요법을 시행해야 합니다.

⑦ 항이뇨호르몬

시상하부에서 만들어지고 뇌하수체 후엽에서 저장, 분비되는 항이뇨 호르몬은 몸 안에 수분이 부족할 때 신장에 작용하여 신장에서 물을 재흡수하여 소변을 농축시키고 소변의 양을 감소시켜 체내 수분조절에 중요한 역할을 합니다. 또한, 혈관을 수축시키는 기능을 합니다. 중추성 요붕증이라고 해서 항이뇨 호르몬의 분비가 잘 안 되면 항이뇨 호르몬이 작용이 떨어져서 소변양이 매우 많아지고 갈증을 심하게 느껴서 당뇨병으로 오인되기도 하고요. 어떤 경우는 항이뇨 호르몬은 제대로 잘 나오는데 신장에서의 작용이 떨어져서 항이뇨 호르몬의 작용이 마치 떨어진 것처럼 나오는 경우도 있어서 이런 경우는 신성 요붕증이라고 하는데 수분제한검사 등을 통해 구분해서 그 원인에 따라 치료하게 됩니다.

⑧ 옥시토신

옥시토신도 시상하부에서 만들어지고 뇌하수체 후엽에서 저장, 분비되는 호르몬입니다. 그러니까 항이뇨호르몬과 옥시토신, 이 두 호르몬은 시상하부 뉴런에서부터 뉴런을 따라 뇌하수체 뒷부분, 즉 뇌하수체 후엽까지 이동합니다. 이때 뇌하수체 후엽은 시상하부에 대한 일종의 저장고 역할을 하는 것이고 실제로 전엽처럼 따로 호르몬을 분비하는 것은 아닙니다. 옥시토신은 여성에서 자궁의 수축을 자극하여 출산 후 자궁을 원래 상태로 만들어 줍니다. 출혈도 멎게 하고요. 또한, 유선에 작용하여 젖의 분비를 촉진하는 기능도 있습니다. 그런데 옥시토신은 이러한 작용 외에도 감정에도 작용하는 호르몬으로 알려져 있습니다.

표 3-1 뇌하수체 호르몬들

뇌하수체 전엽 호르몬	뇌하수체 후엽 호르몬
갑상선자극호르몬	성장호르몬
여포자극호르몬	프로락틴
황체형성호르몬	부신피질자극호르몬
옥시토신	항이뇨호르몬

⑨ 시상하부 호르몬 방출 인자들

앞서 말씀드린 시상하부라고 하는 자율신경계의 중추는 호르몬 오케스트라의 지휘자라고 하는 각종 호르몬이 나오는 뇌하수체 전엽과 밀접한 관련이 있습니다. 뇌하수체 전엽에 존재하는 여러 호르몬이 나오는 세포들은 시상하부의 신경줄기 말단에서는 나오는 신경전달물질, 즉 호르몬 방출인자 또는 호르몬 방출호르몬에 지배를 받습니다. 그래서 뇌하수체 호르몬의 역할을 평가할 때는 이러한 시상하부에서 나오는 뇌하수체 호르몬을 조절하는 호르몬들에 대해서도 생각해봐야 합니다. 왜냐하면 이런 방출호르몬들의 문제는 마찬가지로 뇌하수체 기능 저하나 항진들 유발하기 때문입니다.

시상하부 호르몬 또는 호르몬 방출 인자들은 여러 종류가 있으며, 각각의 호르몬 방출호르몬들은 뇌하수체 전엽의 특정 호르몬 분비세포에만 관계되어 있습니다. 예를 들어 뇌하수체에서 갑상선 자극 호르몬을 조절하는 갑상선자극호르몬 방출호르몬이 있고 뇌하수체 전엽을 자극하여 여포자극호르몬, 황체자극호르몬 등의 생식선 자극 호르몬을 조절하는 생식선자극호르몬 방출호르몬이 있습니다. 또한, 성장호르몬 방출호르몬은 시상하부에서 분비되는 호르몬으로 뇌하수체의 성장호르몬 분비를 조절하는 작용을 하며, 부신피질호르몬자극호르몬 방출호르몬도 시상하부에서 분비되는 호르몬으로 뇌하수체 전엽의 부신피질 자극호르몬 분비를 조절하는 작용을 하는 것입니다.

그래서 이러한 시상하부 호르몬 방출호르몬들의 분비가 과다하거나 결핍되면 해당 뇌학수체 호르몬, 또 그에 따른 각 장기들의 호르몬의 이상이 나타나는 증상과 질병들이 생길 수 있습니다. 예를 들어 갑상선 자극 호르몬 방출호르몬이 과다하면 그에 따라 갑상선 자극 호르몬이 많이 분비되고 그래서 갑상선 호르몬이 많이 증가되는 증상이 나타날 수도 있고 반대로 갑상선 자극 호르몬 방출호르몬이 결핍되면 뇌하수체의 갑상선 자극 호르몬이 적게 나와서 갑상선에서는 갑상선 호르몬이 저하되는 증상이 나타날 수 있는 것입니다.

어떤 경우에는 한 개의 방출호르몬이 아니라 전반적인 시상하부의 염증이나 파괴로 여러 개의 방출호르몬이 문제가 되기도 합니다. 특히 범발성 뇌하수체 저하증이라고 해서 시상하부 또는 뇌하수체의 염증이나 파괴, 손상 등에 의해서 뇌하수체에서 분비되는 다양한 호르몬들이 기능이 떨어져서 여러 가지 심각한 호르몬의 장애 증상을 보이게 됩니다.

표 3-2 축을 이루고 있는 시상하부 – 뇌하수체 – 해당 내분비 장기

시상하부		뇌하수체		해당 내분비 장기
갑상선자극호르몬 방출호르몬	→	갑상선자극 호르몬	→	갑상선호르몬
생식선자극호르몬 방출호르몬	→	여포자극호르몬, 황체자극호르몬 등의 생식선자극호르몬	→	여성호르몬 남성호르몬
성장호르몬 방출호르몬	→	성장호르몬	→	소마토메딘
부신피질호르몬 자극호르몬 방출호르몬	→	부신피질자극호르몬	→	부신피질호르몬
옥시토신	→	옥시토신		
항이뇨호르몬	→	항이뇨호르몬		

(2) 갑상선과 부갑상선 호르몬과 질환들

갑상선과 부갑상선은 매우 가까이 있는 내분비장기입니다. 일반적으로 갑상선은 목 앞에서 눈에 보이는 경우가 많지만 부갑상선은 갑상선 뒤에 4개가 있는데 그래서 눈으로는 보이지 않습니다.

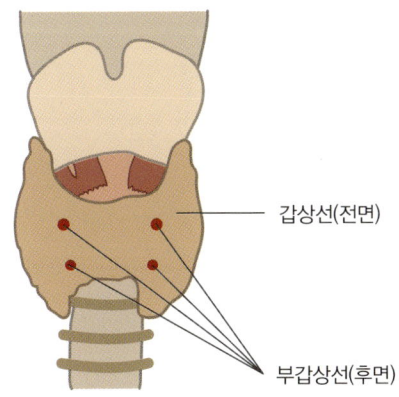

그림 3-3 갑상선과 부갑상선

갑상선(전면)

부갑상선(후면)

① 갑상선 호르몬의 종류와 역할

갑상선에서 분비된 호르몬은 티록신과 칼시토닌이 있는데, 모두 갑상선에서 분비되는 호르몬입니다. 그런데 그중에서 일반적으로 갑상선 호르몬이라고 불리는 티록신과 트리요오드티로닌이 있으며 발열반응을 하여 체온을 유지하고 신진대사를 촉진하며, 기초대사와 함께 성장도 조절하는 호르몬입니다. 칼시토닌은 부갑상선에서 분비되는 파라트로몬(PTH)과 함께 뼈와 신장에 작용하여 혈중 칼슘 수치를 낮추어 주는 역할을 합니다.

갑상선 호르몬이 부족한 상태, 즉 갑상선 기능 저하증이 되면 우울하고 무기력하고 피곤하고 얼굴도 푸석푸석해지고, 몸이 붓고 살도 찌고 변비도 생기고 고지혈증도 생기게 됩니다. 반대로 갑상선 호르몬이 과잉인 상태, 즉 갑상선 기능 항진증이 되면 신경이 예민해지고, 잠도 오지 않고 두근거리고 불안해지고, 땀도 많이 나고 설사도 하고 많이 먹어도 살이 빠지고 나중에 안구도 튀어 나오게 되는 증상이 나타나게 됩니다.

② 부갑상선 호르몬의 종류와 역할

일반적으로 부갑상선 호르몬이라고 하는 칼슘과 인의 혈중 농도를 조절하는 파라트로몬은 부갑상선에서 분비되어서 뼈에 작용하여 칼슘의 흡수를 촉진하고, 신장에 작용하여 칼슘의 재흡수를 촉진하며 비타민 D의 합성을 도와줍니다. 결과적으로 부갑상선 호르몬은 혈중 칼슘 농도를 증가시키게 됩니다. 그래서 과잉으로 분비되게 되면 근육의 연축이나 칼슘의 과다로 인해 신장의 결석도 생기고, 골다공증도 생기게 됩니다. 그밖에도 칼슘과 인은 뼈와 기타 다른 세포들의 기능에 매우 중요한 구성 요소이므로 여러 가지 질환을 일으키게 됩니다.

이런 부갑상선 호르몬 파라트로몬은 갑상선에서 분비되는 칼시토닌과 비타민 디 계통의 물질들, 즉 칼시트리올, 칼시페롤 등과 함께 혈액속의 칼슘과 인의 농도를 조절하는 역할을 합니다.

그림 3-4 갑상선 호르몬의 조절 방식

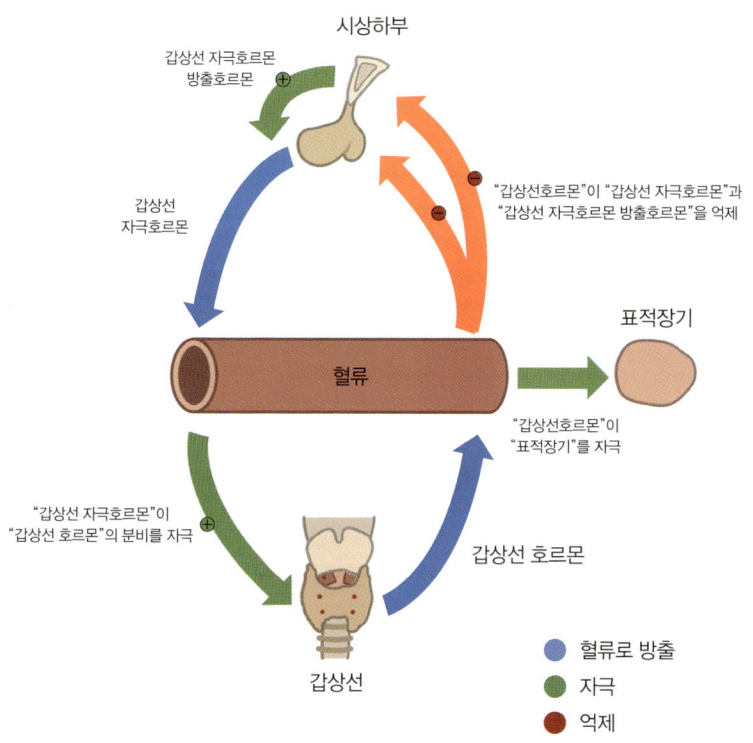

표 3-3 인체 내의 칼슘과 인의 농도에 영향을 주는 호르몬들

파라트로몬	부갑상선에서 분비되는 칼슘조절 호르몬.
칼시토닌	갑상선에서 생성되는 호르몬으로, 혈액 내의 칼슘 농도 조절.
칼시트리올	신장에서 합성되는 비타민D의 호르몬 활성형태이며, 칼슘 및 인의 농도를 조절한다.
칼시페롤	비타민D 호르몬. 혈액 속의 칼슘과 인의 흡수를 도와, 뼈를 튼튼하게 만드는 작용을 한다.

(3) 췌장에서 분비되는 대표적인 호르몬과 질환들

췌장은 우리 몸에서 소화효소를 분비하는 소화기계 장기이지만 그 안에 랑게르한씨 섬이라고 하는 부위에서 글루카곤과 인슐린이라는 호르몬이 췌장에서 분비되는데요. 이 두 호르몬은 혈당 조절에 관여하는데, 글루카곤은 혈당의 높이고 인슐린은 혈당을 낮추는 역할을 합니다. 네 번째 이야기 〈진료실이 있는 호르몬 풍경〉에서 조금 더 질병과 관련되어서 이 두 호르몬을 알아보면 더 재밌고 복잡한 사연을 알게 됩니다.

① 인슐린

인슐린은 췌장의 베타세포에서 분비되는 호르몬으로 생체 내 포도당 대사를 조절하여 혈액 속의 포도당의 양을 일정하게 유지시키는 호르몬입니다. 혈당량이 높아지면 분비되어 혈액 내의 포도당을 세포로 유입시켜 글리코겐의 형태로 저장시키도록 하며 간에서 만들어진 포도당이 혈액 속으로 나오는 것을 억제하여 혈당량을 감소시키게 됩니다. 또한, 근육세포가 단백질의 구성 성분이 되는 아미노산의 흡수를 촉진하고, 지방이 분해되어 혈액 속으로 나오는 것은 억제합니다. 에피네프린과 함께 글루카곤은 혈당량을 증가시키는 작용을 함으로써 인슐린과 길항작용을 하는 호르몬입니다.

1921년 인슐린이 발견되고, 당뇨병을 치료하기 위한 인슐린은 주로 돼지의 췌장에서 추출 정제하여 생산해 왔는데, 1982년 인슐린이 사람의 호르몬으로서는 처음으로 유전자 재조합 기술에 의해 생산되었습니다.

② 글루카곤

글루카곤도 췌장의 알파세포에서 분비되는데 간에 작용하고 근육에 작용해서 혈당을 낮추고 세포합성을 촉진하거든요. 인슐린 길항 호르몬으로서 글리코겐 분해, 당신생을 촉진하는 작용을 합니다. 그래서 글루카곤이 많아지면 공복혈당이 상승하기도 합니다.

이러한 췌장에서 분비되는 대표적인 호르몬인 인슐린과 글루카곤의 균형이 깨지면 당뇨병, 나아가서는 대사증후군 같은 질환들이 발생될 수 있습니다.

그림 3-5 췌장과 간

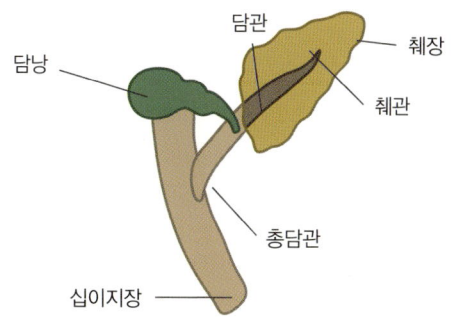

(4) 부신에서 분비되는 호르몬과 질환들

신장의 위쪽에 있어서 부신이라고 하는 장기는 겉부분을 피질이라고 하고 속부분을 수질이라고 구분합니다. 또한 부신피질은 바깥에서 안쪽까지 세 개의 층으로 구분할 수 있는데요, 가장 바깥쪽 층부터 무기질 코르티코이드라고 하는 대표적인 호르몬 알도스테론이 분비되고, 중간층에는 당질 코르티코이드라고 하는 코르티솔이 분비되고, 맨 안쪽으로는 안드로겐 호르몬이 분비됩니다.

그림 3-6 부신피질과 부신수질

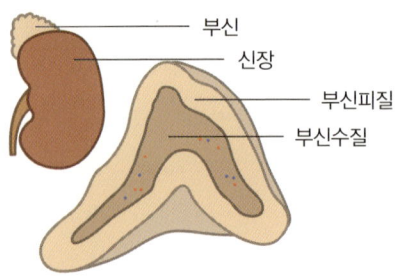

무기질 코르티코이드는 알도스테론이라고 하며 수분과 전해질의 흡수에 관여하여 혈압 및 혈액량을 조절합니다. 당질코르티코이드는 코티솔이라고 해서 스트레스나 자극에 대한 우리 몸의 대사와 면역 반응을 조절하고, 급성 스트레스에 대항하는 신체에 필요한 에너지를 공급해 주는 역할을 합니다. 부신피질에서 분비되는 남성호르몬의 전구체 안드로젠은 정소에서 나오는 테스테스테론과 함께 이차 성징 발현과 활력을 유지해주는 호르몬입니다.

한편 부신 수질에서 나오는 에피네프린(아드레날린)과 노르에피네프린은 총칭해서 카테콜아민이라고 하는데, 혈압 조절, 스트레스 대응, 그리고 혈당상승을 일으켜서 위기에 대처하는 호르몬입니다. 카테콜아민은 코르티솔처럼 인체가 위험에 처했을 때 가장 즉각적인 방어 상태가 들어가도록 하는 기능을 지니고 있습니다.

부신 호르몬의 문제가 생기는 질환은 부신피질에서 나오는 코티솔 호르몬이 과다 분비되는 쿠싱증후군, 부신수질에서 나오는 알도스테론이 과다분비되는 알도스테론이 발생될 수 있습니다. 그리고 부신수질에서 나오는 캐테콜라민이 병적으로 과다한 상태가 되면 갈색세포종이라는 병이 되어서 발한, 두통, 심계항진 등의 주증상이 나타납니다. 한편 부신기능이 저하되면 만성피로증후군, 부신기능저하증이 생기게 됩니다.

표 3-4 부신피질호르몬 부신수질호르몬

부신피질호르몬	부신수질호르몬
코티솔	에피네프린
알도스테론	노르에피네프린
안드로겐	

(5) 여성호르몬의 종류와 역할

일반적으로 여성호르몬은 난소에서 분비되고 여성 생식기의 발달과 유방 발달과 같은 이차성징의 발현에 관여합니다.

여성호르몬의 종류와 역할에 대해 알아보면, 에스트로겐, 에스트라디올, 프로게스테론 등이 있습니다. 에스트로겐은 스테로이드 호르몬 중의 하나로, 대표적인 여성호르몬으로 생식주기를 조절하는 역할을 합니다. 주로 난소의 여포와 황체에서 형성되어 분비되는데, 여성의 2차 성징에 성호르몬 중에서 가장 중요한 역할을 하는 호르몬이다. 에스트라디올은 여성에 주로 존재하는 성호르몬으로, 에스트로겐 중에서도 가장 강력한 호르몬입니다. 한편, 프로게스테론도 에스트로겐과 함께 대표적인 여성호르몬으로서 난소의 황체 또는 태반에서 생성, 분비되어, 생식주기를 조절하는 역할을 합니다. 특히 임신 시 자궁내막을 증식시키며, 분만까지 임신을 유지하는 역할을 하는 고유의 역할을 하게 됩니다.

이런 여성호르몬의 이상은 단순한 여성성의 문제, 즉 생리불순, 불임, 폐경, 갱년기 증상, 유선증식증 등뿐만 아니라 잇몸질환, 여성변비, 피부 악화, 백발, 노화, 심혈관질환 등의 다양한 병적 증상과 질환을 유발할 수 있습니다.

> **여성호르몬 주기에 따른, 내가 왜 이러지?**
>
> 뇌의 시상하부에서 생식선 자극 호르몬 방출호르몬이 나와 뇌하수체를 자극하면 뇌하수체에서 생식선 자극호르몬이 분비되고 이 호르몬이 난소에 작용하여 난소가 여성호르몬인 에스트로겐과 프로게스테론을 분비하게 되는데 일련의 과정들이 주기성을 띠기 때문에 여성은 월경을 하게 되고, 월경 주기를 갖게 됩니다. 월경 주기에 따라 호르몬이 변화하기 때문에 여성은 호르몬의 영향으로 기분의 변화가 비교적 큰 편입니다. 일반적으로 생리 시작 14일 전후인 **배란기**에는 에스트로겐 분비가 왕성해지면서 배란 준비를 시작하는 시기이다 보니 정신적, 육체적으로 컨디션이 좋고 성욕도 증가합니다. 배란기를 지나 **황체기**에 이르면 프로게스테론의 분비가 늘어나면서 불안정한 시기로 접어들게 되는데 배란 이후 여성호르몬 2개의 분비량이 서로 많아지며 정서를 조절하는 시상하부에 이상이 생겨 스트레스를 받으며 이유 없는 불안함, 초조, 수면장애, 우울증을 경험하기도 합니다. 감정의 기복이 심해지며, 몸의 긴장을 풀고자 술이 당기기도 하고, 멜라토닌이 과잉 분비되며 시도 때도 없이 잠이 쏟아지기도 합니다. 황체기를 지나 생리 시작 전주인 **생리전기**에는 생리전 증후군이 나타나기도 하는데 호르몬의 급격한 변화가 그 원인인 것으로 보고 있습니다. 현기증을 느끼기도 하고 배변 습관의 변화가 오기도 하며, 세로토닌과 엔도르핀의 분비가 저하되어 안절부절 못하고 공격성이 늘기도 합니다. 또는 별거 아닌 말에 상처 받기도 하고 사소한 일에도 눈물이 왈칵 나는 등 감정 조절이 어렵고 자기 비하가 심해지기도 합니다. 낭비벽이 생기기도 하고 어떤 경우에는 도벽이 생기기도 합니다. 이렇듯 생리전 증후군은 증상이 다양하고 이로 인해 고통 받는 여성들이 많습니다. **생리기**에 생리가 시작되면 에스트로겐과 프로게스테론이 모두 감소하며 온몸이 축 처지고 의욕이 없어지고 생리통으로 고통 받기도 합니다. 생리를 시작한지 이틀째부터는 에스트로겐 분비가 조금 증가해 안정을 찾기 시작합니다.

(6) 남성호르몬의 종류와 질환들

남성호르몬의 종류에는 안드로겐과 테스토스테론 등이 있습니다. 테스토스테론은 정소에서 생성되고 분비되는 호르몬으로 대표적인 남성호르몬이다. 남성 성기의 발육을 촉진하고, 이차 성징을 발현시킵니다. 안드로겐은 부신수질에서 생성되며, 남성 생식계의 성장과 발달에 영향을 미치는 호르몬의 총칭입니다. 이런 남성호르몬이 병적으로 과잉한 상태가 되면 남성성이 증가되고 공격성, 성욕항진 등의 다양한 증상과 전립선 질환 등이 생길 수 있으며, 반대로 저하 시에는 불임, 성선기능 저하 또는 무기력해지고 여러 가지 대사적인 문제들도 생길 수 있습니다.

또한 40대 후반에서 50대 초반의 여성들의 폐경기 질환처럼 두드러지지는 않으나 남성들도 병적인 상태까지는 아니더라도 40대 초반부터 서서히 남성호르몬이 감소하면서 남성갱년기가 나타날 수 있습니다. 물론 호르몬의 수치를 측정해보면 알게 되겠지만 다음과 같은 증상들을 따져 보고 남성갱년기를 진단할 수 있습니다.

남성갱년기 설문지

	예	아니오
01 나는 성적 흥미가 감소했다.	( )	( )
02 나는 기력이 몹시 떨어졌다.	( )	( )
03 나는 근력이나 지구력이 떨어졌다.	( )	( )
04 나는 키가 줄었다.	( )	( )
05 나는 삶에 대한 즐거움을 잃었다.	( )	( )
06 나는 슬프거나, 불안감이 있다.	( )	( )
07 나는 발기 강도가 떨어졌다.	( )	( )
08 나는 운동할 때 민첩성이 떨어졌다.	( )	( )
09 나는 저녁식사 후 바로 졸리다.	( )	( )
10 나는 일의 능률이 떨어졌다.	( )	( )

위의 남성갱년기 설문지를 한번 작성해 보십시오! 01번 혹은 07번이 "예"이거나 나머지 항목 중 3개 이상 "예"인 경우 남성갱년기를 의심할 수 있습니다.

(7) 장관호르몬

원래 소화관은 음식물을 소화하고 영양분을 흡수하는 것이 가장 주된 기능입니다. 그러나 위, 소장 등에서도 호르몬이 분비되고 있어서 최근에 인체에서 중요한 내분비 기관 중의 하나라고 생각되고 있습니다.

가스트린, 세크레틴, 콜레시스토키닌, 엔테로글구카곤 등과 같은 위장관

호르몬 등은 위장과 소장에서 만들어지는데 위장관 운동과 영양흡수 음식전달 뿐만 아니라 당대사, 식욕조절 등에도 관여하기 때문입니다. 간에서도 소마토메딘이라고 성장호르몬의 작용을 받아서 실제적인 성장호르몬의 작용을 수행하는 물질인 소마토메딘을 분비합니다.

한편, 위에서 분비되는 그렐린은 공복 호르몬이라고도 하며, 뇌에서 신경전달물질로 작용하여 식욕을 항진시키는 조절 기능을 하는 식욕조절 호르몬입니다.

최근에 각광받고 있는 인크레틴은 소장에서 분비되어 혈당 상태에 따라 췌장을 자극해 인슐린의 분비를 촉진하고 글루카곤의 분비를 억제하는 역할을 하는 호르몬으로 지아이피[8]와 지엘피-1[9]이 있습니다. 또한 인크레틴은 위의 운동을 늦추고 식욕을 감소시키는 호르몬이기도 합니다. 실제적으로 이런 작용을 이용하여 당뇨병 치료제로 개발되어 사용되고 있습니다.

(8) 식욕 관련 호르몬

복잡한 식욕 조절을 이해한다는 것은 쉽지 않는 일입니다. 앞에서 말씀드린 그렐린 외에 대표적인 식욕 관련 호르몬은 렙틴과 뉴로펩타이드 와이가 있습니다. 위에서 분비되어 식욕을 촉진시키는 그렐린과는 달리 렙틴은 지방세포에서 분비되어 체지방을 일정하게 유지하기 위한 식욕 억제 호르몬으로, 뇌에 작용하여 식욕을 억제하고 체내 대사를 활발하게 하는 역할을 합니다. 뉴로펩티드 와이는 척추동물의 중추 및 말초 신경계에 널리 분포하는 신경펩타이드로서, 교감신경계에서는 혈압 조절, 중추신경계에서는 내분비나 자율신경 제어, 섭식행동이나 기억 등에 관여합니다.

---

8) GIP, Gastric Inhibitory Polypeptide
9) GLP-1, Glucagon Like Peptide-1

(9) 아디포카인과 마이오카인

이미 지방이 내분비기관이라는 사실은 많이 알려져 있습니다. 왜냐하면 지방조직에서 렙틴을 비롯해서 아디포싸이토카인이라고 하는 다양한 호르몬들이 나오기 때문입니다. 지방조직에서 이런 다양한 호르몬이 분비되는 것이 확인되었고, 그래서 비만과 각종 내분비 질환의 연결고리를 찾아내게 되었습니다. 원래 지방세포는 우리 몸을 구성하고 지지하는 세포와 몸의 형태를 유지하고, 단열기능도 있습니다. 제일 중요한 것이 에너지를 중성지방이라고 하는 것으로 저장하는 조직이라고만 생각했는데, 비만해지면 지방세포가 많아져서 안 좋은 아디포싸이토카인 '인터루킨-6, TNF-α, 염증인자 CRP, 렙틴, 자유지방산' 등이 많이 나오고 좋은 '아디포넥틴'이 적게 나와서 건강을 헤치게 되는 것입니다. 많이 나옴으로써 건강을 해치게 되는 것입니다!

그림 3-7 지방세포와 아디포싸이토카인

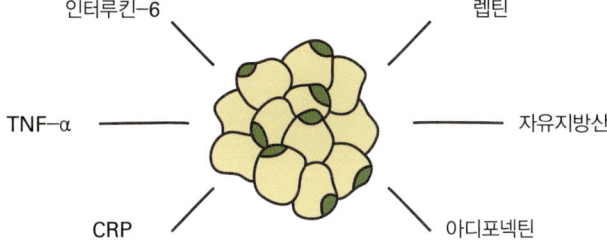

여러 연구에서 근육에서도 분비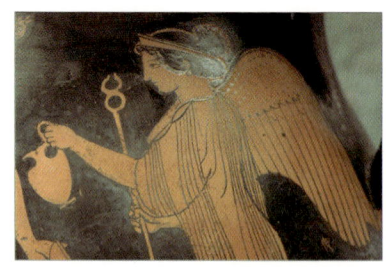
되는 호르몬들이 발견되고 마이
오카인이라고 하고, 이제는 근육
도 내분비장기의 하나라는 개념
이 도출되고 있습니다. 최근 이러
한 마이오카인 호르몬들과 지방
조직과의 관계를 통한 대사적인 역할에 대해 활발하게 연구하여 근육세
포에서 만들어지는 단백질이 작은 조각으로 잘린 뒤 혈관을 타고 백색 지
방조직으로 이동해 갈색 지방세포처럼 작동하는 변화를 일으킨다는 사실
을 밝혀냈습니다. 그리고 이 단백질 호르몬에 전령의 여신 아이리스를 따
서 '아이리신'이라는 이름을 붙였습니다.

(10) 그 외에도 대표적인 호르몬들과 역할

① 멜라토닌

송과선에서 생성, 분비되는 호르몬으로 밤과 낮의 길이나 계절에 따른 일
조시간의 변화 등과 같은 광주기를 감지하여 생식활동을 비롯하여 신진
대사의 생체리듬을 조절합니다.

② 세로토닌

뇌에서 분비하는 세로토닌은 트립토판이라는 아미노산과 관련이 있습니다.

③ 도파민

신경전달물질 중 하나로 노르에피네프린과 에피네프린 합성체의 전구물
질입니다. 동식물에 존재하는 아미노산의 하나이며 뇌신경 세포의 흥분
전달 역할을 합니다.

④ 안지오텐신
혈관 평활근에 직접 작용하여 혈관수축 등의 생리작용을 유발하고, 알도스테론의 분비를 촉진시켜 나트륨 저류를 가져와 혈압을 상승시키는 작용을 합니다. 안지오텐시노겐은 안지오텐신의 전구체로서 그 자체도 혈관벽의 수축을 일으키고 말초 혈관상의 저항을 증가시켜 혈압을 상승시키는 작용을 합니다.

⑤ 레닌
신장의 방사구체 세포에서 분비되어, 혈압 조절에 관여하는 안지오텐센을 활성화하는 단백질 분해 효소의 일종이다. 신장의 혈류량 변화에 따라서 분비가 조절됩니다.

⑥ 융막생식선자극호르몬
태반의 융모세포에서 분비되는 생식선 자극 호르몬으로, 임신을 유지하는 데 반드시 필요한 생식선 호르몬 중 하나인 프로게스테론의 분비를 자극하여 지속적으로 두터운 자궁벽을 유지할 수 있게 합니다.

⑦ 에리쓰로포이에틴(적혈구생성인자)
신장에서 생산되는 호르몬으로, 조혈조직에 작용하여 적혈구 생성을 촉진하는 작용이 있어서 최근에 이런 호르몬의 문제가 있으면 발생되는 빈혈 등의 치료에 사용되기도 합니다. 그러니까 신장도 인체에서 혈압을 조절하는 안지오텐신과 레닌 등을 분비하고 적혈구생성을 자극하는 에리스로포이에틴이라는 호르몬을 분비하므로 일종의 내분비기관이라고 할 수 있습니다.

⑧ 트롬보포이에틴(혈소판생성인자)

조혈조직에 작용하여 거핵구가 혈소판으로의 증식, 분화하는 데 필요한 호르몬으로 우리 몸의 혈액 응고에 중요한 역할을 하는 혈소판 생성을 촉진하는 작용을 합니다.

표 3-5 인간 호르몬 종류와 분비기관

종류	호르몬	구조	분비기관
단백질계 호르몬	갑상선 자극 호르몬(TSH)	protein (201)	뇌하수체 전엽
	여포 자극 호르몬(FSH)	protein (204)	
	황체 형성 호르몬(LH)	protein (204)	
	프로락틴(PRL)	protein (198)	
	성장호르몬(GH)	protein (191)	
	부신피질 자극 호르몬(ACTH)	peptide (39)	
	항이뇨 호르몬(ADH) (vasopressin)	peptide (9)	뇌하수체 후엽
	옥시토신	peptide (9)	
	티로트로핀 방출호르몬(TRH)	peptide (3)	시상하부
	생식선 자극 호르몬 방출호르몬(GnRH)	peptide (10)	
	생장호르몬 방출호르몬(GHRH)	peptides (40)	
	코르티코 트로핀 방출호르몬(CRH)	peptide (41)	
	소마토스타틴	peptides (14, 28)	
	칼시토닌	peptide (32)	갑상선
	파라트로몬(PTH)	protein (84)	부갑상선
	융막생식선 자극 호르몬(HCG)	protein (237)	트로브라스트와 태반
	인슐린	protein (51)	췌장
	글루카곤	peptide (29)	
	소마토스타틴	peptides (14, 28)	
	에리쓰로포이에틴(EPO)	protein (166)	신장
	Atrial-natriuretic peptide(ANP)	peptides (28, 32)	심장

종류	호르몬	구조	분비기관
단백질계 호르몬	가스트린	peptides (14)	위와 소장
	세크레틴	peptide (27)	
	콜레시스토키닌(CCK)	peptides (8)	
	소마토스타틴	peptides (14, 28)	
	뉴로펩티드 Y	peptide (36)	
	그렐린	peptide (28)	
	PYY3-36	peptide (34)	
	인슐린 유사 생장 인자(IGF-1)	protein (70)	간
	안지오텐시노겐	protein	
	트롬보포이에틴	protein (332)	
	렙틴	protein	지방세포
아민계 호르몬	도파민	Tyrosine derivative	시상하부
	멜라토닌	Tryptophan derivative	송과선
	티록신(T4)	Tyrosine derivative	갑상선
	아드레날린(epinephrine)	Tyrosine derivative	부신수질
	노르아드레날린(norepinephrine)	Tyrosine derivative	
스테로이드계 호르몬	당질 코르티코이드(e.g., cortisol)	steroids	부신피질
	무기질 코르티코이드 (e.g., aldosterone)	steroids	
	안드로겐(e.g., testosterone)	steroids	
	Estrogens(e.g., 에스트라디올)	steroid	난 여포
	프로게스테론	steroid	황체와 태반
	Androgens(e.g., 테스토스테론)	steroid	정소
	칼시트리올	steroid derivative	신장
	칼시페롤(vitamin D3)	steroid derivative	피부

⓶ 환경호르몬 이야기

지금까지 살펴본 호르몬들과 달리 우리 몸에서 생성되는 호르몬은 아니지만 최근 환경호르몬의 이야기 많이 들어 보셨을 겁니다.
최근에 산업화 되면서 우리의 환경이 급격히 변화하면서 여러 가지 호르몬 교란 물질들이 나오고 있는데요. 심지어 아이들의 장난감, 그릇, 음식, 대기 수질 오염 등에 의해 내분비 질환 호르몬 질환이 급증하는 원인이 되는 물질들을 환경 호르몬이라고 하거든요.
이런 인간이 만든 환경오염 물질 중에는, 우리 몸속의 호르몬과 비슷한 물질들이 우리 몸에 들어오면 내분비 시스템에 혼란에 빠지게 됩니다. 또한 사람뿐 아니라 동식물에게도 심각한 문제를 일으키기도 하고, 다시 그런 동식물을 섭취해서 문제를 파급시키기도 합니다.

최근에 국내에서 허가 받은 치약의 3분의 2에서 인체 유해 논란이 일고 있는 파라벤과 트리클로산 성분이 함유되어 있다는 주장이 제기되고 있는데요. 파라벤은 미생물의 성장을 억제시키는 방부제의 일종이며 트리클로사산은 항균효과가 있는 화학물질로 이들이 암 발병률을 높이거나 각종 호르몬 분비를 교란시킬 수 있다는 연구결과가 나오면서 인체 유해 논란이 일고 있는 물질입니다. 미국 미네소타주 등은 이러한 물질들을 전면 금지하였습니다. 이러한 호르몬 교란 물질에 대해서는 정기적으로 안전성 유효성을 재평가하고 성분표기 규정을 강화해야 합니다.
그 외에도 환경호르몬으로 최근 이슈가 되는 물질은 다이옥신, 디디티, 비스페놀에이, 프탈레이트, 피씨비 등이 있습니다.

03 호르몬 검사 이야기

그렇다면, 호르몬 관련 검사는 어떤 것이 있을까요? 요즘 호르몬 이상은 어떻게 찾아내야 하지요? 하고 호르몬 검사를 받고 싶다고 찾아오시는 분들 많이 계신데요. 간단히 호르몬 검사를 해서 나오는 경우도 있지만 때로 복잡한 검사가 필요할 수도 있습니다.

1) 호르몬 혈액 검사

일정 조건에서 일회성으로 하는 정적인 검사이기 때문에 호르몬 분비의 특성상 예민하고 정확한 검사는 아닙니다. 대개 프로락틴, 성장호르몬, 인슐린 유사 성장 인자[10], 갑상선 자극 호르몬, 갑상선 호르몬, 칼시토닌, 부갑상선 호르몬, 부신겉질자극호르몬, 코티솔, 레닌, 알도스테론, 난포 자극 호르몬, 황체 자극 호르몬, 여성호르몬, 남성호르몬 등을 일회적으로 검사할 수 있습니다.

2) 24시간 소변 검사

어떤 경우는 일회성 검사로는 호르몬의 상태를 파악하는 것이 부족하고 24시간 총 분비되는 호르몬 총량이 예민한 검사가 될 수 있어서 번거롭긴 하지만 24시간 소변을 모아서 총 호르몬 분비량을 평가하기도 합니다.

---

10) IGF-1, Insulin Like Growth Factor-1

3) 역동적 검사법들

호르몬은 동적인 검사를 통해, 즉 자극을 주는 방법으로 호르몬의 반응성 검사를 하는 것이 더 정확할 수 있습니다. 특히 저혈당 등의 스트레스를 주었을 때 여러 호르몬들 성장호르몬, 글루카곤 등의 시간대별 반응이 질병을 알아내는 데 유용할 수가 있습니다. 대표적인 역동적 검사는 경구당부하검사, 뇌하수체복합검사 등이 있습니다. 대개 자극을 주거나 자극을 박탈하고 그에 따른 호르몬의 반응을 보는 것이지요.

(1) 인슐린에 의한 저혈당 유발 검사

우리 몸에 인슐린을 주입하여 저혈당이 유발되면, 여러 가지 스트레스 호르몬들이 분비되게 됩니다. 이때 분비되는 대표적인 호르몬들이 성장호르몬과 코티솔이며, 공복 상태에서 인슐린을 혈액 내 주입하여 저혈당을 일으킨 후, 대게 2시간에 걸쳐서 30분마다 채혈을 하여 이들 호르몬의 적절한 상승이 일어나는지는 관찰하는 검사입니다. 즉, 호르몬 부족이 있는 경우, 호르몬 분비가 기준치 이상으로 자극되지 않습니다.

(2) 복합 뇌하수체 검사

뇌하수체 전엽 기능 부전이 의심되거나 뇌하수체-시상하부 부위의 수술 등을 시행하기 전후에 뇌하수체에서 분비되는 여러 가지 호르몬들의 분비 반응을 통합적으로 평가하는 검사입니다. 밤사이 금식을 하고, 인슐린, 갑상선자극호르몬 및 황체형성호르몬-방출호르몬(LHRH)을 투약하고, 투약 전과 투약 2시간 후까지 일정 시간간격으로 채혈하여, 갑상선자극호르몬, 부신피질호르몬자극호르몬, 성장호르몬, 난포자극호르몬, 황체형성호르몬, 프로락틴 등을 측정하여 일정 기준치 이상으로 자극되는지 평가합니다.

(3) 수분제한검사

수분제한검사는 소변양이 하루 3~4리터 이상 되는 다뇨 환자에서 원인을 규명하기 위해 시행하는 검사입니다. 수분 섭취를 제한하고 매 시간 체중, 혈중 삼투압, 혈중 나트륨 농도, 소변 양, 소변 삼투압 등을 측정하게 되며, 체중이 3~5% 이상 감소하거나 혈중 삼투압이나 나트륨 농도가 정상 범위보다 높아지는 시점, 환자가 너무 힘들어하는 경우 등에 검사를 종료하고 항이뇨호르몬제를 투약하여 그 반응을 봅니다.

(4) 급속 부신피질 호르몬 자극검사

혈액 내 코티솔은 일중 변동이 있으며, 스트레스 등 외부 영향을 많이 받으므로, 부신피질기능을 평가하기 위해서 사용되는 검사입니다. 혈중 코티솔을 자극시키는 합성 ACTH를 주입하게 되는데, 이 검사는 식사와 상관없이 진행하게 되며, 약제 투약 전과 후 30분, 60분째에 채혈하여 얻은 코티솔 수치 및 그 상승 정도를 가지고 부신피질기능저하증이 있는지 진단하게 됩니다.

(5) 경구 당부하 검사

경구 당부하 검사는 주로 당뇨병을 진단할 때 많이 사용되는 검사이지만, 성장호르몬이 과다하게 분비되어 생기는 말단비대증을 진단할 때도 사용됩니다. 정상인에서 고혈당은 성장호르몬의 분비를 억제하지만, 말단비대증 환자에서는 억제되지 않습니다. 공복에 포도당 75g을 경구 투여하고, 2시간에 걸쳐 혈당과 성장호르몬수치를 측정하여 평가하게 됩니다.

저는 진료실에서 환자분들이 "그렇게 중요하다는 호르몬이 우리 몸 안에서 잘 작용하는지 어떻게 알 수 있을까요?"하고 여쭤보시면, 의학의 발전으로 여러 호르몬을 발견하고 그 수치를 측정할 수는 있지만 아직도 모르는 호르몬도 많이 있기 때문에 모든 증상을 설명할 수 있는 호르몬을 다 측정할 수는 없다고 말씀드립니다. 사실 아직도 호르몬의 정확한 작용 기전에 대해서는 모르는 부분이 많습니다. 1921년 인슐린이 발견되고 90년 이상 지난 이제야 정확한 인슐린과 같은 호르몬의 작용 방법을 밝혀서 2013년 노벨생리학상을 받게 될 정도니까요!

물론 호르몬이 잘 작용하는지는 병원에 가서 잘 알려진 호르몬들만이라도 측정해 보면 되겠지만 우리 몸에서 호르몬이 잘 작용하는지 알려면 스스로 늘 관심을 가져야 한다고 말씀드립니다. 그리고 현재까지 알려진 호르몬들에 대해 보다 익숙해져야 한다고 생각합니다. 호르몬은 아는 만큼 보이기 때문입니다. 호르몬은 항상 바뀌기 때문에 본인과 가족들의 몸에서 일어나는 조그만 변화를 살피고 바람은 재는 것이 아니라 느껴야 한다는 것처럼 우리 몸에서 잘 작용하는지 알려면 스스로 느껴야 한다고 생각합니다.

세 번째 이야기 Point

호르몬과 제대로 친해지기

뇌하수체 호르몬 관련 질환은 성장호르몬이 많이 나오는 말단 비대증, 성장호르몬이 너무 나오지 않아서 문제가 되는 저신장증과 각종 대사질환 등이 있으며, 갑상선자극호르몬자체가 많이 나오는 갑상선자극호르몬증(일차성 갑상선기능항진증), 부신피질 자극 호르몬이 많이 나와 중심성비만, 달덩이 얼굴이 주증상인 쿠싱병, 임신과 상관없이 유즙분비를 일으키는 프로락틴종양, 물을 많이 마시게 하는 요붕증 등이 주된 질환입니다.

가슴이 빨리 뛰고 더위를 참지 못하며 살이 쭉쭉 빠지면? 갑상선 기능항진증을 의심해 보아야 합니다. 반대로 살이 계속 찌고 얼굴도 붓고 추위를 참지 못하고 무기력한 하루하루가 지속된다면? 이번엔 갑상선 기능저하증을 의심해 보아야 합니다.

내 몸안에 칼슘이 적다면 무슨 호르몬의 영향일까요? 갑상선 뒤에 위치한 4개의 작은 기관인 부갑상선에서 나오는 부갑상선 호르몬입니다. 저하된 칼슘 수치 때문에 나타나는 증상들로 발견되는 경우가 많습니다.

당뇨병은 인슐린의 절대적 부족 또는 인슐린 저항성의 증가가 그 원인인데, 최근에는 혈당을 올리는 작용을 하는 글루카곤의 효과도 주목받고 있습니다.

신장 위에 위치한 부신에서는 다양한 호르몬이 나옵니다. 알도스테론이라고 하는 호르몬이 많이 나오는 일차성 알도스테론혈증은 고혈압, 저칼륨혈증이 발생하고, 코티솔이 많이 나오는 쿠싱 증후군은 달덩이 얼굴, 중심성 비만, 무소의 등 등의 전형적인 임상 양상을 띠며, 카테콜아민이 과다 분비되는 갈색세포종은 발한, 두통, 심계항진 등의 주증상이 나타납니다. 그런가 하면 부신의 기능이 저하되면 만성 피로 증후군, 부신기능저하증이 발생합니다.

여성갱년기, 남성갱년기 등 성호르몬의 감소는 여러 가지 대사성 질환을 야기할 수 있는데 대사증후군, 당뇨병, 골다공증 등의 유병률을 높입니다.

당뇨병의 치료에서 최근 각광받고 있는 것이 인크레틴이라는 장관호르몬의 일종이며, 그 외에도 가스트린, 세크레틴, 콜레시스토키닌, 엔테로글루카곤 등 장관호르몬은 당대사, 식욕조절 등에 관여하는 중요한 역할을 수행하고 있습니다.

또한 최근 가장 주목받고 있는 것은 마이오카인이라는 근육에서 방출되는 호르몬입니다. 근육이 호르몬 분비 기관으로써의 역할을 담당하고 있는 것이 밝혀지며 근육과 각종 대사성 질환과의 연관성에 대한 연구가 활발히 이루어지고 있습니다. 지방은 렙틴을 비롯해서 아디포싸이토카인이라고 하는 호르몬을 방출해서 대사적인 역할을 담당하는 것이 밝혀졌습니다.

내분비계통의 호르몬 관련 질환을 검사하는 방법은 아주 다양합니다. 대부분의 호르몬 검사들은 일부러 호르몬 과잉 또는 저하 상태를 유도해서 반응을 판독하기 때문에 복잡하고 때로는 위험할 수 있습니다. 이러한 검사를 역동적 검사라고 하며 대표적으로 경구당부하검사, 복합뇌하수체검사 등이 있습니다. 복합뇌하수체검사의 경우에는 인슐린을 인체에 투여해서 일부러 저혈당 상태를 만들고 그때 정상적으로 반응해야 하는 호르몬들의 반응 여부를 검사합니다. 그 외에 요붕증을 검사하는 수분제한검사, 부신피질저하증을 검사하는 급속 부신피질 호르몬자극 검사 등이 있습니다. 반면에 프로락틴, 갑상선 호르몬, 칼시토닌, 레닌, 알도스테론 등 일회성으로 피검사를 하는 정적인 검사도 있습니다. 따라서 모든 호르몬들 무조건 다 검사할 수는 없는 노릇이고 일단은 호르몬을 이해하고 나타나는 증상을 꼼꼼히 따져보는 것이 중요한 것입니다.

호르몬의 오해와 진실 조금 더 남겨진 궁금한 이야기

Q. 화가 나거나 스트레스를 받았을 때 몸에서 화학적 반응과 호르몬 반응이 일어나나요?

A. 화가 나거나 스트레스를 받으면 우리 몸은 급성 스트레스 상황으로 인식해서 교감신경이 활성화되고, 이 과정에서 아드레날린 등의 교감신경 호르몬이 분비됩니다. 심장이 빨리 뛰고 손이 축축해지고 얼굴이 붉어지는 등의 신체적 변화가 나타나게 됩니다. 이후 부신에서 분비되는 호르몬인 코티솔 등의 분비가 증가해서 다양한 스트레스에 대응할 수 있도록 하는 화학적 반응이 일어나게 됩니다.

Q. 여성호르몬에 좋은 음식은 무엇이 있을까요? 남성호르몬에 좋은 음식은요?

A. 여성호르몬에 좋은 음식은 대개 이소플라본 등이 함유된 콩류를 추천하고 있고, 남성호르몬에 좋은 음식은 라이코펜이 함유된 토마토가 좋다고 합니다. 그러나 적절한 양과 다른 영양소들과의 균형도 항상 고려해서 식단을 구성하는 것이 좋습니다.

Q. 여성호르몬제는 하루 중 언제 먹는 게 가장 좋을까요?

A. 여성호르몬은 일중 변동이 없으므로 규칙적으로 복용할 수 있는 시간을 선택해서 드시면 됩니다. 따라서 본인이 편한 시간을 정해서 일정하게 드시는 것이 좋은데, 어떤 여성호르몬 제제는 일자별로 복용해야만 하는 성분별 차이가 있어서 복용하시는 여성호르몬에 따라서 해당 일자별로 복용해야 하는 것도 있습니다.

Q. 피부 트러블과 호르몬 사이에도 관계가 있나요?

A. 남성호르몬이 피부 트러블과 연관이 있다고 알려져 있습니다. 남성들이 사춘기를 거치면서 남성호르몬이 많이 분비되면 여드름 등의 피부 트러블이 많이 발생합니다. 반대로 여성의 경우 여성호르몬이 부족해지면 피부의 윤기나 탄력성이 떨어져서 주름이나 기미 같은 것이 흔히 발생하기도 합니다.

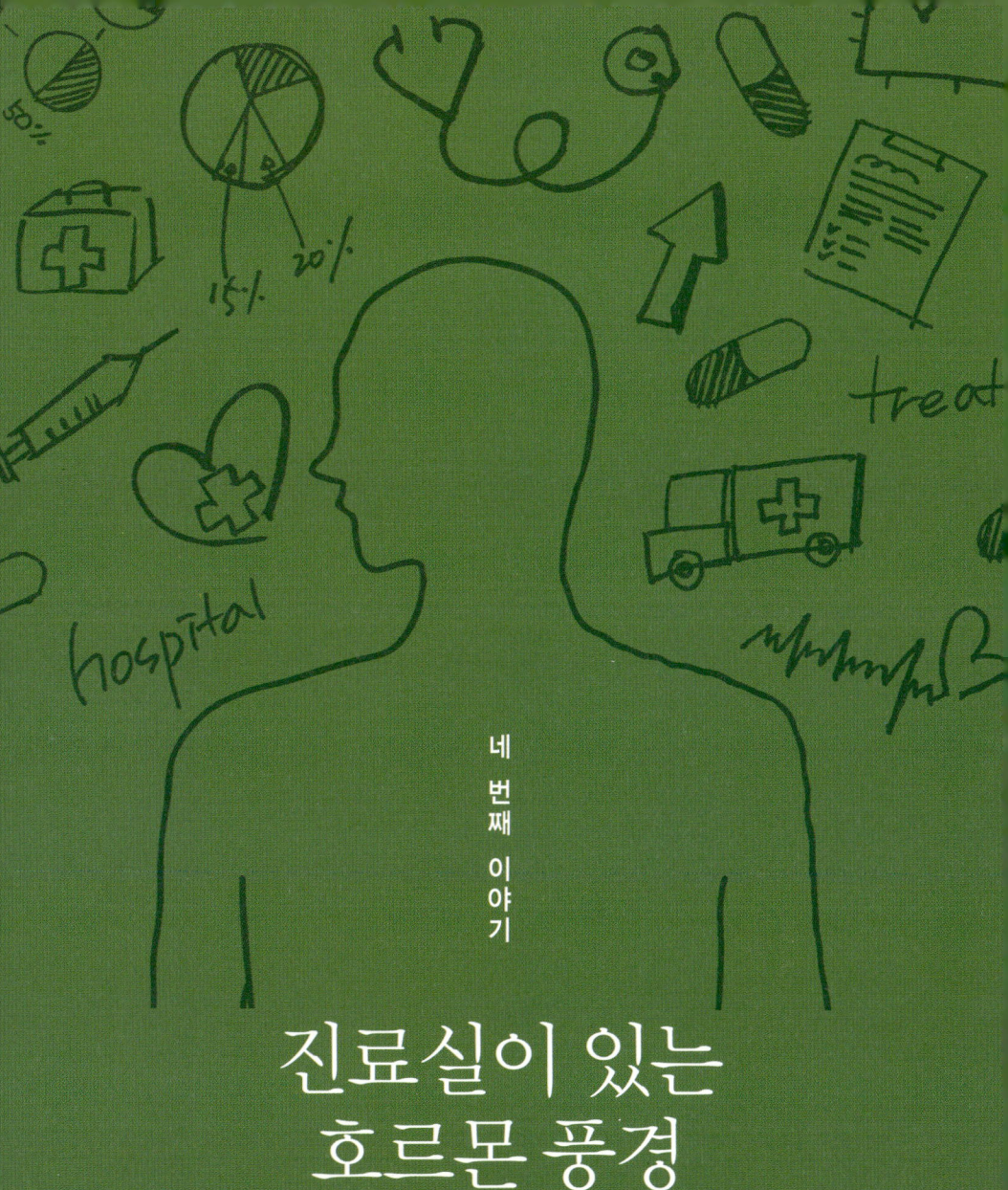

네 번째 이야기

진료실이 있는 호르몬 풍경

01 호르몬과 건강 이야기 · 02 호르몬과 치유 이야기 · 03 호르몬들의 소통 이야기

실제 진료실에 찾아 온 환자들의
생생한 흥미로운 장면들을 소개하고
호르몬적인 접근법으로 치료했던
저자의 경험 몇 개를 소개한다!

네 번째 이야기

진료실이 있는
호르몬 풍경

01 호르몬과 건강 이야기

1) 호르몬의 이상이 생기면 어떤 증상이 나타날까요?

진료실에서 많은 환자분들을 만나보게 되면 "호르몬 검사하러 왔어요.", "호르몬이 이상한 것 같아요."하는 환자분들이 참 많습니다. 그러나 이미 아시다시피 우리 몸에는 너무 많고 다양한 호르몬이 있기 때문에 그 많은 호르몬을 다 검사할 수는 없는 노릇입니다. 그래서 환자분들에게 먼저 어떤 증상이 있는지 꼼꼼히 여쭤보고 문진하고 이학적 검사를 실시합니다.

왜 증상과 이학적 검사가 중요할까요? 호르몬의 부족 또는 과잉이 제일 먼저 증상으로 나타나기 때문입니다. 그래서 호르몬 관련 질환은 증상이 중요합니다. 예를 들어 갑상선기능 항진증 환자 같은 경우는 가슴 두근거림, 체중 감소, 손떨림 등을 호소하고 얼굴이 둥글넙적해지고 배만 볼록 나온 복부비만에 팔 다리가 가늘어지는 등의 특징적인 모습이 보이면 부신피질호르몬인 코티솔이 많이 나오는 질환인 쿠싱증후군을 의심할 수 있을 것이며, 갱년기 증상을 호소하는 여성은 여성호르몬이 부족할 것이고 인슐린 저항성 또는 인슐린이 부족한 경우에는 당뇨병을 의심할 수 있을 것입니다.

그 외에도 불면증을 호소하는 환자에는 멜라토닌을 분비하는 송과선에 이상이 있는지 살펴볼 수 있겠고 갑자기 유루증을 호소하는 환자는 프로락틴을 분비하는 뇌하수체 질환이나 종양이 있는지 의심할 수 있을 것입니다.

제가 경험했던 몇 가지 증례들과 연구결과들을 소개하면 여러분들이 아! 이런 것들이 다 호르몬 때문이었어? 하는 생각이 들 것입니다. 또한 의사의 입장에서도 우리가 호르몬을 알고 호르몬 측면에서 진료실에서 환자를 보다 보면 미처 생각하지 못한 흥미로운 증례들에 대해 평소에는 생각하지 못했던 원인을 비로소 깨닫게 되기도 하거든요!

2) 호르몬의 균형이 깨져서 발생된 대표적인 질병은 어떤 게 있을까요?

많은 질병들이 다 여러 호르몬의 불균형으로 생겨납니다. 대표적으로 당뇨병, 갱년기질환, 갑상선 기능저하증 등이 있고 나이가 들어감에 따라 호르몬 분비도 저하되기 때문에 거의 모든 사람들이 피해갈 수 없는 질환이죠!

이런 호르몬의 이상이 오면 호르몬 고유의 기능의 문제도 생기지만 애매한 증상들도 많이 발생됩니다. 검사를 통해 확진하고 이상 있는 호르몬을 보충해지면 증상이 호전되는 결과를 얻을 수 있습니다. 한편 호르몬이 지나치게 많이 분비되어 문제가 되는 질환들도 있습니다. 대표적으로 여성들에게 흔하게 오는 갑상선 기능 항진증도 있고요, 흔하지는 않지만 고프로락틴 혈증, 말단비대증, 쿠싱증후군들이 있는데, 처음에는 당뇨병이나 고혈압등으로 알고 치료받으러 오는 경우가 많거든요. 이런 병들도 빨리 원인이 되는 호르몬을 파악해서 낮춰줘야 합니다. 이처럼 호르몬은 부족해질 수도 있고, 지나치게 넘칠 수도 있는데, 이런 호르몬의 균형이 깨지면 흔히 내분비적인 증상과 질병이 발생되는 것입니다.

3) 호르몬을 알면 건강이 보입니다!

호르몬을 늘 생각하는 저는 환자들을 보면서 이 분은 어떤 호르몬들의 문제일까 하는 생각으로 접근합니다. 혈액검사 등이 중요하지만 호르몬 검사를 먼저 시작하기 전에 증상을 따라가다 보면 꼭 필요한 호르몬 검사를 하게 되는데 제가 경험했던 흥미로운 증례들을 말씀드리면서 건강을 다시 보고 찾게 되었던 임상 증례들을 간단히 소개해 보겠습니다.

(1) 뇌하수체 기능저하증 임상증례들

다산의 경력을 보유한 응급실을 찾아온 노인 여성이 있었습니다. 제가 보았던 환자는 응급실에서 내원한 환자였고 혈압은 잡히지 않았습니다. 체모가 너무 없었고 가족들의 얘기를 들어보니까 평소에 두통을 많이 호소하였다고 하였습니다. 신속하게 뇌하수체 호르몬을 공급해줘야 하는데, 이런 들어보지도 못한 아주 희귀한 쉬한 증후군에서부터 성장호르몬과 부신피질자극 호르몬이 어릴 때부터 부족한 에디슨병, 성장호르몬 결핍증 같은 것이 뇌하수체 기능 저하가 되면 발생될 수 있습니다. 나이가 들어 뇌하수체 기능이 저하되어 성장호르몬이 부족해지는 경우가 있습니다.

요즘 저신장증 아이들의 부모님들이 종종 '성장호르몬의 문제인가요?' 하고 문의하면서 상담하는 경우는 요즘 많은데요. 성장호르몬 결핍증은 소아만의 문제가 아니고요, 어른들에게도 아주 흔한 질환입니다. 성인 성장호르몬 결핍증이 생기면 피곤해지고 지방량은 늘고 근육량이 줄어드는 증상이 나타나고요. 제가 경험했던 중견기업 대표님의 경우는 당뇨병과 고지혈증이 있었는데 자꾸 이유 없이 피곤해지고 하는 증상이 있었고 검사를 통해 성장호르몬 결핍증을 확진하여 부족한 성장호르몬을 보충해주자 생활의 활력도 생기고 특히 골프치실 때 비거리가 좋아졌다고 좋아하는 말씀을 하셨을 때 제가 치료를 잘했구나 하는 보람을 느꼈습니다.

(2) 뇌하수체 기능항진증 임상 증례들

반대로 뇌하수체 항진이 오게 되면 뇌하수체 특정호르몬 과다에 의해 생각지 못한 증상들이 나타납니다. 뇌하수체 호르몬 중에서 성장호르몬이 많이 분비되는 말단비대증이나 거인증, 프로락틴인 프로락틴이 많이 분비되는 고프로락틴혈증, 부신피질자극 호르몬이 많이 분비되는 쿠싱병 등이 생길 수 있습니다. 그중에서도 종종 고프로락틴혈증으로 진료실에 찾아오는 경우가 있습니다. 미리 인터넷으로 알아보시고 뇌하수체 내에서 프로락틴을 분비하는 뇌종양이 생긴 것 아닌가 하며 근심되어서 검사받으러 오시기도 하는데요. 제가 경험했던 어떤 젊은 여성은 진료실에 오셨는데 출산도 안 했는데 황당하게 유즙이 나오는 증상이 있어서 이건 무슨 일이지? 하고 놀라서 진료실로 오셨습니다. 검사해 보니 프로락틴이 높아져서 고프로락틴혈증이 되어서 그런 증상이 나타났는데요. 물론 프로락틴을 분비하는 호르몬 종양도 있을 수 있지만 우선 약물을 어떤 거 먹고 있나 따져봐야 하거든요. 특히 위장관 운동과 관계되는 약물을 드셨을 때에 프로락틴이 높아져서 출산도 안 했는데 황당하게 유즙이 나오기도 하거든요. 그 환자분 같은 경우에도 약물에 의해 프로락틴이 높아진 상태여서 뇌 MRI도 촬영하지 않고 약을 중단하고 관찰했더니 증상도 없어지고 프로락틴도 정상으로 돌아왔습니다.

또 말단비대증이라는 병이 있는데요. 말단비대증이란 말처럼 피노키오처럼 코가 커지고 코나 발뒤꿈치 손발이 커지면서 아주 기골이 장대해지고 얼굴도 좀 무섭게 변해요. 그런데 정작 본인은 잘 모르고 주변에 늘 같이 있는 가족이나 친구들처럼 평소에 주변 사람들은 인식하지 못하지만 동창회에서 오랜만에 만났던 동창생이 "너 얼굴이 많이 변했어!" 하고 말들을 하고 그래서 비로소 느끼게 되고, 증명사진을 연대기에 따라 배열해서 비교해 보면 알 수 있어요. 이런 말단비대증을 앓고 있는 운동선수들도 꽤 있습니다. 제가 경험했던 환자도 정작 본인은 잘 모르고 이런 말단비대증도 처음에는 혈압이 높아지고 혈당이 높아져서 당뇨병으로 다니던 분이었는데. 정기적으로 진료하면서 쥐젖 같은 것이 많이 생기고 자꾸 얼굴과 손이 변하면서 호르몬 검사와 뇌화수체 MRI를 촬영해서 확진하고 치료했는데 말단비대증이 생기면 외모의 문제뿐만 아니라 대장의 폴립도 많이 생기고 특히 심혈관계의 합병증의 위험성이 높기 때문에 반드시 조기 진단해서 수술하고 치료해야 합니다.

세 번째로 뇌하수체 기능 항진증 중에서 쿠싱병이 있습니다. 쿠싱증후군은 부신피질 호르몬 코티솔이 과다 분비해서 나타나는 질환인데요. 그중에서 뇌하수체에서 부신피질 자극 호르몬이 과다하게 분비되어서 발생되는 것을 쿠싱병이라 하고 이것도 조기 진단에서 신속하게 코티솔의 과다한 상태를 교정하지 않으면 여러 가지 코티솔의 과다 분비로 인해 심혈관계와 근골격계 등의 합병증들이 생기게 됩니다. 역시 제가 경험했던 여성분도 당뇨병과 고혈압으로 다니던 분이었는데 얼굴과 체형이 전형적인 쿠싱증후군 모습을 보이고 체모가 많은 다모증이 생겨서 호르몬 검사를 통해 발견했던 경험이 있습니다.

(3) 내분비성 고혈압 임상 증례들

나이도 젊은데 고혈압을 진단받고 치료받은 경우도 있지요? 그런데 그런 경우 혹시 호르몬이 원인이 아닌가 생각해 봐야 합니다. 특히, 알도스테론과 같이 혈압을 올리는 호르몬 등을 검사해 볼 수도 있습니다. 제 친구 중에 한 명은 일찍 고혈압이 있어서 가족 내력인가보다 생각하고 고혈압약제를 복용했는데 자꾸 혈압이 조절이 잘 안 되어서 고혈압약제를 더 강화해서 복용했습니다. 흔히들 혈압조절이 잘 안 되는 악성고혈압이라고 하는데, 사실은 고혈압을 일으키는 호르몬이 있거든요. 이런 경우는 본태성 고혈압이 아니고 이차성 고혈압이라고 하는데요. 그 친구 같은 경우는 부신에서 알도스테론을 과잉 분비하는 종양이 있어서 수술을 하였습니다. 이와 같이 갑상선 호르몬과 성장호르몬을 비롯해서 알도스테론, 코티솔, 카테콜아민과 같이 고혈압을 유발하는 호르몬 등이 이상이 있을 때는 무조건 고혈압약제만 복용하지 말고 호르몬적인 시각에서 접근해야 한다는 것을 보여주는 경험이었습니다.

또한, 이런 이차성 고혈압의 원인 중에 코티솔이 많이 분비되는 쿠싱병이나 쿠싱증후군도 있는데요. 제가 경험했던 당뇨병 환자는 혈압이 자꾸 높아지고, 얼굴이 자꾸 보름달처럼 커지고, 등은 버팔로 들소 같은 등처럼 되고, 배는 볼록 나오는데 팔다리는 아주 가늘어졌습니다. 그래서 단순히 복부비만이라고 생각하지 않고 호르몬 검사와 복부초음파검사를 시행한 결과 코티솔이 증가되어 있고 부신이 커져 있는 것을 발견하였습니다. 물론 쿠싱병은 지금 말씀드린 대로 코티솔 호르몬이 과잉 분비로 고혈압, 당뇨병 등이 생기고, 원인으로는 부신 기능 항진도 있지만 뇌하수체의 문제도 있어서 이런 경우는 쿠싱병, 그 외의 경우는 부신 쿠싱이라고 하는데, 이 환자는 부신에서 코티솔을 분비하는 종양이 있어서 수술로 치료했던 환자였습니다.

그러나 최근에 스테로이드 호르몬을 많이 사용하면서 의인성 쿠싱증후군, 즉 외부에서 투여된 스테로이드에 의해 쿠싱증후군이 유발된 경우도 종종 있어서 잘 구별해야 할 필요가 있습니다.

(4) 요붕증 임상증례들

당뇨병은 아닌데 자꾸 갈증이 나고 그래서 물을 많이 먹고 소변을 하루에 10리터까지도 보는 질병이 있는데요. 요붕증이라고 들어보셨나요? 이런 환자들, 즉 물을 많이 마시고 갈증이 나는 요붕증이 있는데 그 원인에 따라 중추성, 신성 요붕증으로 나누고 반드시 심리적인 스트레스로 물을 많이 드시는 심인성 다음증을 배제해야 하는데 그러기 위해서는 수분제한 검사를 해야 합니다. 제가 경험했던 세 명의 여성이 있었는데 한 분은 뇌하수체 후엽에서 갈증호르몬을 많이 나오는 분, 한 분은 전엽과 후엽의 문제가 동시에 있어서 쿠싱과 요붕증이 있었던 환자, 한 분은 약제에 의한 신성 요붕증 환자도 있었고, 또 한 분은 심인성 다음증 환자였습니다.

(5) 심각한 갑상선 기능 저하증 임상 증례

또 중요한 호르몬으로 인한 증상과 질환들을 우연히 일찍 발견하여 임상적으로 치료했던 경험을 한 가지 더 말씀드리겠습니다.

앞서 말씀드린 것처럼 갑상선 기능 저하증은 신체적인 증상 외에도 사고력이 부진하고 우울하고 무기력해지는데요. 제가 경험했던 갑상선 기능 저하증 환자는 평소 너무 말이 없고 생각의 흐름도 너무 느리고 우울하고 의욕이 없었던 할머니였는데요. 가족들은 정신적인 문제로만 생각했었는데, 고지혈증으로 진료실에 방문하여 호르몬 검사를 통해 아주 심한 갑상선 기능 저하증으로 진단하고 호르몬을 공급해주자 증상이 확연히 호전되었습니다. 너무도 말도 빠르고 주변 사람들은 전혀 그런 분인 줄 미처 몰랐다고 합니다. 이처럼 호르몬의 부족을 빨리 알아차리는 것이 바로 호르몬 질환의 치료에 급선무입니다.

(6) 내장비만 임상증례

요즘 비만에 관심들이 많습니다. 당연히 외모적인 이유뿐만 아니라 비만의 주범인 지방세포에서 분비되는 아디포싸이토카인이라는 호르몬에 의해 여러 가지 대사적인 문제가 생기기 때문에 비만을 질병으로 인식하는 것입니다. 그런데 모든 지방세포가 이처럼 지방을 저장하는 창고인 건 아닙니다. 최근에, 일반적으로 지방세포는 과다한 에너지를 중성지방형태로 저장하는 백색지방세포와 저장된 에너지를 열로 방출하는 기능을 지닌 갈색지방세포로 나눌 수 있습니다. 하지만 최근에 백색지방조직 내 갈색지방세포와 유사한 지방세포 베이지색 지방세포가 발견되면서 현재에는 크게 3가지 종류의 지방세포로 나눌 수 있습니다. 이들 지방세포는 각각의 역할이 다르며, 대사적인 문제에 다른 영향을 준다고 알려져 있습니다. 특히 착한 지방이라고 알려진 갈색 지방, 베이지색 지방은 내장지방에는 거의 없고 피하지방에 있게 됩니다. 실제로 제가 진료했던 당뇨병 환자들에게서도 같은 허리 눌레라도 내장지방을 많이 갖고 있는 사람이 피하지방을 많이 갖고 있는 사람보다 더 대사적인 문제를 보여주고 있으며 갈색지방을 많이 갖고 있는 사람은 대사적으로 덜 나쁜 상태를 경험한 적 있습니다.

그림 4-1 내장지방(좌)과 피하지방(우)

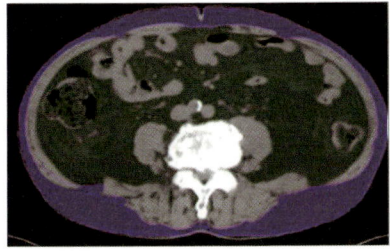
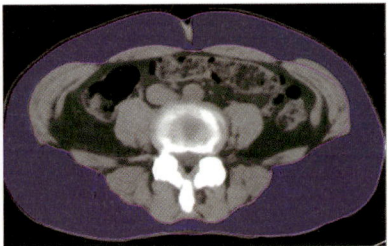

그림 4-2 갈색지방

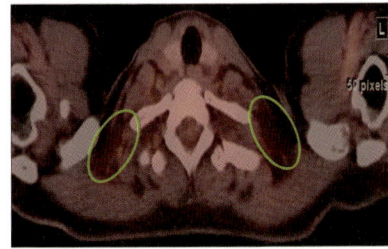
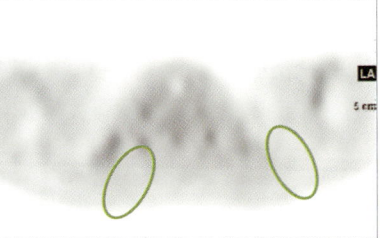

(7) 당뇨병과 인슐린 자가 항체 증후군 임상 증례

여러분! 요즘 많이 들으시는 질환들 중에 당뇨병이 있을 것입니다. 당뇨병 대란이라고 할 정도로 너무 흔한 병이 되어버려서 본인이 당뇨병 환자이거나 적어도 주변에 당뇨병으로 고생하는 분들을 한 명쯤은 알고 계실 겁니다. 그와 관련해서 요즘 대사증후군이라는 말도 많이 들으시죠? 지하철역에도 대사증후군에 관련된 홍보물들이 설치되어 있고 건강 관련 프로그램에서 빠지지 않고 등장하는 질환 중 하나가 또 대사증후군입니다. 그럼 이 당뇨병과 대사증후군의 공통점은 무엇인지 아십니까? 바로 "인슐린 저항성"입니다. 인슐린 저항성이란 인슐린이 분비되어도 체내의 표적 장기에 제대로 인슐린이 작용을 하지 못해서 발생하는 현상을 말합니다.

인슐린 역시 호르몬이라는 것은 잘 알고 계시죠? 그런데 당뇨병과 대사증후군은 인슐린의 부족 또는 인슐린 저항성이 생겨서 인슐린이 작용이 떨어져서 생긴다는 함수관계는 잘 모르시는 것 같습니다.

예전부터 있었겠지만 당뇨병의 실체를 파악하고, 인슐린을 발견하고 치료를 시작한 지는 아직도 100년이 채 안 되었습니다.
이 인슐린은 1921년에 캐나다의 프레드릭 반팅과 찰스 베스트가 처음 발견했습니다. 그래서 1923년에 노벨의학상을 수상하게 되었습니다. 제일 처음 인슐린 치료를 받은 환자는 당시 14세 소년이었던 레오나르도 톰슨이었습니다. 1922년에 처음 인슐린 치료를 받을 당시 톰슨은 14세의 나이에도 불구하고 5.8kg밖에 되지 않았습니다. 그러나 인슐린 치료 2개월 만에 체중이 13kg로 증가하게 되었고 이후로 13년간 더 생존할 수 있었습니다. 제가 직접 경험한 것은 아니지만 아주 역사적이면서 극적인 제 1형 당뇨병의 임상 증례라고 생각합니다. 그 후 인슐린 저항성에 대한 이야기들이 40~50년 전부터 거론되고 이제는 더 많은 당뇨병의 원인들이 밝혀지고 있습니다.

인슐린이 당뇨병과 밀접한 관계라는 것은 너무도 많이들 알고 계신 내용입니다. 그런데 당뇨병과 관련된 호르몬이 더 있고 서로 복잡하게 연결되어 있다는 걸 알고 계십니까?

당뇨병과 관련 호르몬은 인슐린 외에도 글루카곤도 있습니다. 당뇨병 환자들이 많이 알고 있다고 생각하는 인슐린이라고 혈당을 떨어뜨리는 호르몬! 이 인슐린이라는 호르몬은 혈당만 떨어뜨리는 것이 아니라 식욕을 조절하면서 체지방을 조절하거든요. 글루카곤은 잘 모르고 계시겠지만, 글루카곤도 혈당과 식욕을 조절해야 하는 당뇨병 환자에게서는 중요한 호르몬입니다.

체지방 조절의 열쇠를 쥐고 있는 인슐린과 글루카곤입니다. 일시적 식욕 조절을 통해서 혈당 체지방에 영향을 미치게 됩니다! 이러한 호르몬의 균형이 맞지 않게 되면 비만이 오게 되고, 생체불균형이 오고 당뇨병이 발생될 수 있습니다. 또한 인슐린과 글루카곤 말고도 식욕조절 메커니즘에서 중요한 역할을 하는 최근 각광받은 렙틴과 그렐린도 생각해야 하고요. 근육량과 체지방량에 영향을 주는 성장호르몬 더 나아가서 소장에서 분비되어 인슐린 분비와 식욕조절까지 영향을 주는 인크레틴도 생각해야 합니다.

그러니까 예전에는 당뇨병을 인슐린과 췌장의 시각에서 인슐린 분비와 인슐린 저항성의 함수관계로만 설명했는데 최근에는 당뇨병을 일으키는 8명의 악당들이 있다고 얘기하고, 즉 간과 근육, 지방세포, 소장, 신장, 더 나아가서 뇌에서 분비되고 작용하는 호르몬의 측면에서, 그에 따른 치료전략과 약제들을 개발하고 사용하고 있습니다.

그림 4-3　당뇨병의 분류: 8명의 악당들

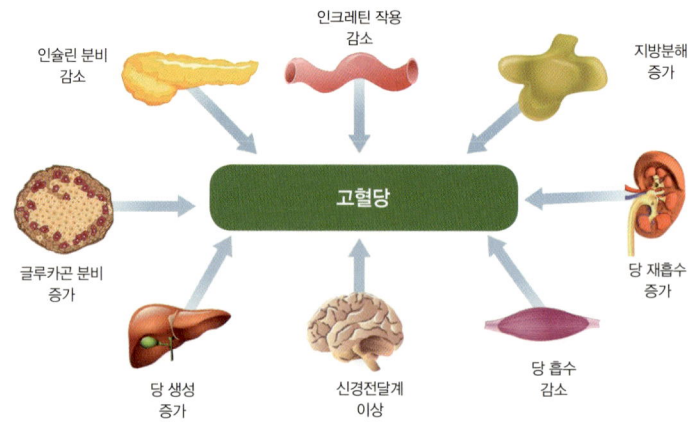

한편, 쿠싱증후군, 말단비대증, 갈색세포종에서 나오는 호르몬이 당뇨병을 이차적을 발생시키기도 하기 때문에 당뇨병으로 진료 받는 사람들 중에서 특히 고혈압을 동반한 당뇨병에서 혈압이나 혈당이 잘 조절이 안 될 때는 다시 한 번 다른 호르몬의 이상을 고려해 봐야 합니다.

제가 경험했던 환자는 인슐린 치료를 오랫동안 했던 분인데 최근 들어 저혈당과 고혈당이 반복하는 패턴을 보여 검사를 통해 인슐린이라는 호르몬에 항체가 생겨서 인슐린이 항체에 결합하면 혈당이 올라가고 결합되었던 인슐린이 한꺼번에 분리되면 저혈당이 발생했던 경험을 한 적이 있어서 호르몬에 대해 다각도로 접근하는 것이 반드시 필요하다고 생각합니다.

우리가 우리 몸의 호르몬을 파악하고 있는 것은 빙산의 일각이라고 할 수 있습니다! 실제로 아까 말씀드렸지만 아직도 호르몬이 어떻게 작용하는지 다 알지 못하거든요! 사실 우리 몸은 호르몬 덕에 다 자동 조절되고 있는 것인데도요! 따라서 이제 이런 호르몬의 베일을 벗고 그 정체를 알게 되면 비로소 건강이 보이지 않을까 저는 생각합니다!

02 호르몬과 치유 이야기

이제 비만, 당뇨병, 대사증후군 등의 예를 들어서 제가 호르몬을 통해서 연구하고 치료했던 흥미로운 임상 연구결과 몇 가지를 말씀드리도록 하겠습니다! 먼저 식욕호르몬의 균형점을 찾아서 비만을 접근했던 임상 연구 결과 경험부터 소개하겠습니다.

1) 식욕 호르몬, 그렐린과 렙틴 그리고 피해갈 수 없는 식욕의 준동!

또 여성분들 중에 물만 먹어도 살찐다는 분들, 다이어트만 했다 하면 백전백패 하는 분들 많이 계신데 왜 그럴까요?

먹는 게 얼마나 문제가 됐었는지 아주 오래 전 그리스 신화에도 허기를 느끼는 형벌을 받은 인물, 에리직톤에 관한 이야기가 있습니다. 이 배고픔의 형벌을 받게 되는 에리직톤에 관한 내용을 간단히 소개하겠습니다.

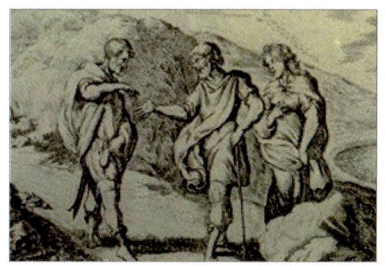

이 에리직톤이라는 인물은 아주 거만하고 불경스러운 사람입니다. 제우스의 누나인 농업의 여신인 데메데르의 신성한 정원에 있는 숲의 요정들이 놀던 커다란 나무가 있었는데, 요정들의 간청에도, 에리직톤은 그 나무를 쓰러뜨리고 맙니다. 이에 분노한 데메테르 여신이, 굶주림의 여신을 보내 에리직톤에게 어마어마한 벌을 내리게 됩니다. 에리직톤의 혈관에 독을 투입하는 벌이었는데 그 후 에리직톤은 아무리 먹어도 늘 허기를 느끼게 됩니다. 눈에 보이는 모든 음식을 먹어 치워도, 여전히 배가 고팠습니다.
그는 먹는 데 재산도 다 써버리고, 더 이상 음식을 구할 돈이 없자 자신의 딸마저 팔아버립니다. 노예로 팔려간 딸은 자신의 모습을 변장하여 주인으로부터 도망쳐 나옵니다. 그럼에도 에리직톤은 도망쳐 나온 딸을 또다시 팔아서 먹을 것을 삽니다. 그러다가 바다와 같은 허기를 채우지 못한 에리직톤은 결국 자신의 몸을 모두 뜯어먹은 후에야 비로소 이 저주를 끝낼 수 있었습니다. 참으로 비극적인 이야기지요?

이렇게 에리직톤은 먹어도 먹어도 배고픔을 느끼게 되는 형벌을 받은 걸로 되어 있는데 왜 에리직톤은 이런 고통을 겪게 된 걸까요? 저주일까요?

다이어트에 백전백패하는 여성분들! 이건 저주가 아니라 내 몸에서 나오는 식욕 호르몬 그렐린이 끝없이 분비되기 때문입니다.

우리 몸에서는 식욕 호르몬인 그렐린이 분비됩니다.

그렐린은 위에서 분비되는데, 배고프니까 먹어라 먹어라! 하는 호르몬입니다.

제가 처음에 저녁을 많이 먹어도 야식 생각이 막 나는 얘기를 했었죠? 그러니까 이것은 식욕을 불러일으키는 이름도 음침한 그렐린이 밤 10~11시에도 활동을 하기 때문!입니다.

그렐린만 분비되면 우리 몸은 자꾸 먹기 때문에 비만으로 가게 될 텐데, 우리 몸은 정교해서 그렐린을 누를 수 있는 호르몬이 분비됩니다.

배불러~ 배불러~ 이제 그만 먹어... 하는 호르몬이 분비되는 거죠. 그 호르몬이 바로 랩틴인데요. 이 균형이 무너졌을 때 비만이 됩니다. 걷잡을 수 없이 몸이 불어나기도 하고 말이죠.

랩틴은 식욕억제 호르몬인데 정상적으로 균형점을 유지한 상태에서는 음식 섭취를 억제하고 에너지소비를 촉진시킵니다! 랩틴은 참 이상하게도 우리 몸의 지방세포에서 분비됩니다. 장기가 아니고요. 그러면 답이 나왔지요? 정상적인 세팅에서는 렙틴은 식욕을 억제하고 살이 안 찌게 하니까 랩틴이 더 많이 분비되면 살이 안 찔 것 아닙니까? 랩틴을 처음 발견했을 때에도 그렇게 생각했습니다. 이것은 비만을 치료할 수 있는 대단한 호르몬이다! 모두 흥분하였지요! 그래서 비만한 환자들에서 랩틴 다이어트도 시도해 보았지요. 하지만 우리 몸은 대단히 정교합니다. 고도 비만상태에서 오히려 랩틴은 제 역할을 못하는 상태가 되는 것입니다! 그게 렙틴 저항성입니다! 그래서 랩틴 다이어트라는 게 소용이 없었습니다.
즉, 상대적인 그렐린과 렙틴 호르몬들이 정교하게 균형을 유지할 때 우리 몸이 제대로 돌아가는 것이지 렙틴만 투입해서 인위적으로 조절할 수 있는 게 아니었습니다. 그러니까 원칙적으로 렙틴과 그렐린. 이 두 호르몬의 균형점을 잘 유지해야 체중을 줄일 수 있는 것입니다!

따라서 이렇게 비만과의 전쟁에서 지지 않으려면 처음부터 식욕의 정체부터 파악해야 하는 것입니다!

위에서 말한 것같이 글레린은 식욕을 불러일으키기고 렙틴은 식욕을 억제하지요. 렙틴이 너무 많이 나오면 전혀 식욕이 없어지는 거식증이 되기도 합니다. 또한 그렐린, 렙틴과 같은 식욕 호르몬이 계속해서 불균형을 이루면 인슐린과 같은 다른 호르몬의 불균형과 혼란을 초래하는 것도 문제입니다! 대사증후군이라고 하는 온갖 고지혈증, 고혈압 등을 일으키는 주요 원인이 되죠! 대사증후군이 생소하게 들리시겠지만, 현재 우리나라 사람들이 가장 많이 고통 받는 것이 당뇨병인데 이것도 대사증후군의 하나입니다! 그러니까 요즘 당뇨병과 같은 대사증후군이 폭증하는 것은 아까도 말씀드렸지만 요즘 우리가 살아가고 있는 환경이 여러 식욕 호르몬 혼란을 일으키는 나쁜 환경으로 바뀌고 있기 때문이라고 할 수 있지요! 요새 흔히 잘 모르고 많이 드시는 식품첨가물의 액상과당, 트랜스지방 등을 우리 몸은 이것들을 음식으로 인식 못하고 그래서 식욕호르몬을 억제하지 못하고 자꾸 칼로리가 쌓이게 되는 것입니다! 특히 인스턴트나 패스트푸드에 액상과당, 트랜스지방이 많이 들어있는데 이것들이 우리 몸에 들어가면 당연히 식욕 호르몬의 교란을 일으킵니다! 정리하면 글렐린이 많이 나오면 허기가 지고 렙틴이 나오면 식욕이 억제되게 됩니다! 그러니까 먹어도 먹어도 배고픈 건 이런 호르몬의 영향 때문인데, 이런 식욕 호르몬의 교란을 바로잡지 않으면, 아까 말씀드린 에리직톤처럼 거짓 배고픔의 형벌을 받게 되는 거죠!

자, 그럼 어떻게 이런 식욕 호르몬의 교란을 멈출 수 있느냐? 이런 것들을 뒷받침할 예전에 제가 했던 흥미로운 연구결과를 소개하겠습니다.

우리가 배부르게 마음껏 먹고 산 지 얼마나 됐을까요? 1970년대까지도 배고프게 생활해야 했으니까 채 50년? 아무리 넓게 잡아도 100년이 안 됐습니다.

태초부터 농경사회에 적응한 현대인의 몸은, 원래 아침을 먹어야 밖에 나가서 일할 수 있게 되어 있습니다. 그렇기 때문에 우리 몸은 수렵시대를 지나 농경사회에 적응이 된 것이고, 아침을 먹어야 밖에 나가서 일할 수 있게 되어 있습니다. 그래서 하루 세 끼 늦게까지 일하면 밤참까지 먹도록 하루에 서너 번 정도 식욕조절 호르몬이 분비되게 되어 있는데요. 그런데도 글렐린이 시도 때도 없이 나오면 어떻게 될까요? 아까 허기지는 형벌을 받은, 에리직톤처럼 되는 것이죠! 80~100kg 거구가 되어 가는데도 계속 음식을 원하게 되는 것처럼 말입니다. 그러니까 식욕호르몬의 불균형으로 인해 이제는 살과의 전쟁이라는 돌이킬 수 없는 상황까지 오게 된 것입니다.

그래서 저는 호르몬이 문제라면, 해결방법도 호르몬에서 찾을 수 있지 않을까? 생각하였습니다. 즉, 호르몬의 균형점을 찾기 위해 식사의 정규성만 지키더라도 호르몬의 균형점을 찾기 위해 노력하였더니 하루 세 끼 밥만 잘 먹더라도 체중 조절이 되더라는 것입니다.

즉 체질량지수 30 이상의 아무리해도 조절이 안 되던 고도비만 10명 환자를 아침 세 끼를 꼬박 먹되, 간식과 야식은 먹지 않게 하고, 가능하면 액상과당과 트랜스지방이 많은 인스턴트식품을 먹지 않는다! 아침 점심 저녁은 한 식단 위주로 먹되, 그 외에는 본인이 먹고 싶은 대로 먹어라! 하고 특별히 운동을 주문하지는 않았습니다. 나머지는 평상시처럼 활동하라고 했습니다.

연구를 2주 이상 진행했습니다. 그 결과는 2주 만에 보시는 그래프처럼 이것만으로도 체중이 조절되었습니다!

10명의 평균 결과는 다음과 같았습니다.

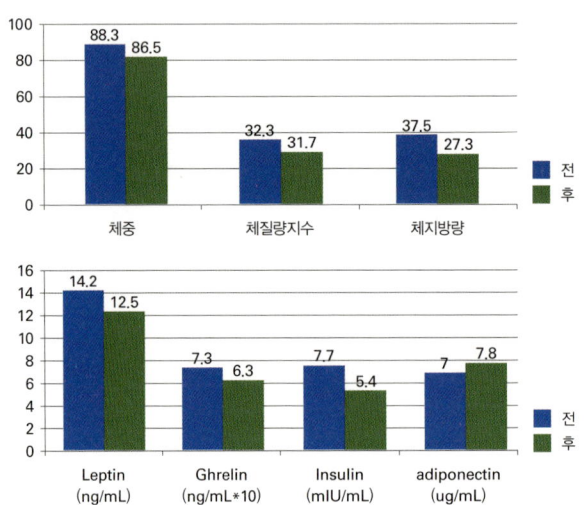

그림 4-4 10명의 평균 결과

가장 조절이 잘된 환자는 41세의 여성환자였는데요!

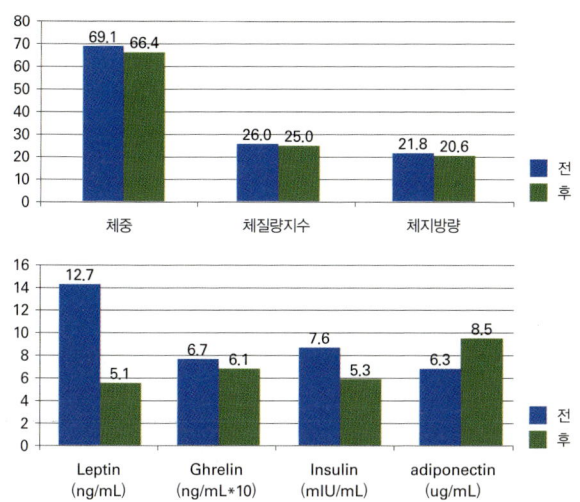

그림 4-5 가장 조절이 잘된 환자의 예

그래서 이 결과를 보면 2주 만에 식욕호르몬의 균형과 몸의 변화가 찾아오는 것을 알 수 있습니다. 보시는 바와 같이 식욕호르몬의 균형을 잘 이룬 사람들은 체중도 많이 빠지더라는 것입니다!

그래서 이 결과를 보면 2주 만에 식욕호르몬의 균형과 몸의 변화가 찾아오는 것을 알 수 있습니다. 보시는 바와 같이 식욕호르몬의 균형을 잘 이룬 사람들은 체중도 많이 빠지더라는 것입니다!

그래서 이 결과를 보면 호르몬 전체가 조절되는 것을 알 수 있습니다. 교란됐던 호르몬이 정상적으로 자리를 잡는 모습을 보여주는 것이지요.

이 정도만으로도 식욕호르몬의 균형과 몸의 변화가 찾아오더라구요.

보시는 바와 같이 식욕호르몬의 균형을 잘 이룬 사람들은 체중도 많이 빠지더라는 것입니다! 그림에는 보여주지 않았지만 아디포넥틴도 증가하게 되었는데요! 아디포넥틴은 지방세포에서 분비되어 지방을 연소시켜 체지방이 줄어들고 이 때문에 혈액에서 순환되는 지방산과 혈당이 줄어들어 혈관도 보호하게 되는 좋은 호르몬입니다. 모두 아주 건강해진 거죠! 단지 하루 세 끼, 규칙적인 식사를 통한 식욕호르몬의 균형을 찾게 했을 뿐인데요!

요즘 1일 1식 간헐적 단식으로 아침 거르는 분들 많은데 그러면 점심 저녁 폭식하는 경향 있습니다. 간헐적 폭식이 되는 거죠! 그러면 어떻게 되겠습니까? 식욕조절 호르몬이 혼란이 오는 것이죠!

저녁에 회식하게 되면 아주 늦은 시각까지 폭식하고 그래놓고 하루 두 끼 밖에 안 먹는다고 하면서 왜 자꾸 살이 찌느냐고 합니다.

호르몬과 몸은 거짓말하지 않습니다. 먹는 만큼 표현하는 겁니다.

그래서 안 먹고 싶은데 나도 모르게 자꾸 손이 간다면, 내 몸의 그렐린이 불균형하구나... 랩틴이 나와서 조절을 해야 하는데 잘 안 되는구나... 알아차리셔야 합니다.

특히 아름다워지고 싶은 여성분들 왜 다이어트만 하면 백전백패하는지 이제 아시겠지요? 내 몸에서 분비되는 그렐린이 너무 많이 분비돼서 백전백패 하게 되는 건 아닌지 한번 돌아봅시다. 그래서 먹어도 먹어도 배가 고픈, 거짓 식욕을 일으키는 그렐린과 같은 식욕조절 호르몬의 불균형을 정상점으로 되찾는 것이 다이어트의 시작이 되어야 합니다!

2) 빨리 허기가 지는 음식이 있다는 것을 알고 계십니까?

최근 들어 당지수에 대해 문의하는 분들도 있습니다. 특히 당뇨병 환자들의 경우 혈당조절에는 당질의 양, 당질의 종류, 조리과정과 다른 식품 구성요소 등 많은 인자가 영향을 미치게 됩니다. 이로 인해 당질의 총량이 식후혈당을 결정하는 주요 요인이지만 같은 양의 당질을 함유한 식품을 섭취하여도 식품에 따라 식후 혈당 반응이 달라질 수 있습니다.

당지수란 당질을 함유한 식품을 섭취 후 당질의 흡수속도를 반영하여 당질의 질을 비교할 수 있도록 수치화한 값으로 당지수가 55 이하인 경우 당지수가 낮은 식품, 70 이상인 경우 당지수가 높은 식품으로 분류하고 있습니다. 다시 말하면, 같은 양의 당질을 가지더라도 당지수가 낮은 식품일수록 섭취 후 당질의 흡수속도가 낮아 상대적으로 식후혈당의 변화가 적다고 할 수 있습니다. 따라서 동량의 밥이라도 당지수가 높은 흰밥을 먹는 것보다는 당지수가 낮은 현미밥을 먹는 것이 혈당조절을 위해 보다 나은 선택입니다.

당지수란 빈속에 음식을 먹은 다음 30분 후의 혈당치 상승률(포도당을 100으로 한 경우)과 식품 100g 가운데 당질 함유량으로 산출한 수치입니다. 다음은 주요 식품의 당지수를 나타낸 표로, 60을 기준으로 그보다 낮은 식품을 골라먹는 게 좋습니다.

당지수 식품별 정리

90~80인 식품 : 감자 튀김, 떡
79~70인 식품 : 수박, 흰 바게트 빵, 초콜릿 바, 콜라, 쿠키, 옥수수
69~60인 식품 : 건포도, 껍질 벗기지 않은 삶은 감자, 비트, 바나나
59~50인 식품 : 통곡물 빵, 통조림 콩, 고구마, 통곡물 파스타
49~40인 식품 : 신선한 콩, 통곡물 무설탕 시리얼, 오트밀, 무설탕 과일주스
39~30인 식품 : 당근, 렌틸콩, 퀴노아, 현미
29~10인 식품 : 녹색채소류, 가지, 토마토, 주키니호박, 마늘, 양파

그런데 당지수와 더불어 먹으면 식사와 관련되어서 고려해야 할 것이 바로 식후에 일어나는 식욕호르몬들의 변화입니다. 원래 식욕은 위와 소장, 뇌, 췌장, 혈액 순환에서 일어나는 많은 복잡한 상호작용의 결과인데요. 이런 과정에서 식욕호르몬에 의해 더욱 더 배고픈 음식들이 있기 때문에 비만환자나 당뇨병 환자는 이런 음식들과 관련된 호르몬에 대해서도 고려해야 하는 것입니다. 예를 들어 감자칩 같은 단순 탄수화물은 먹고 난 뒤 바로 단 것이 먹고 싶어지는 이유가 있습니다. 이런 스낵은 빨리 소화되는 단순 탄수화물로서 인슐린을 급하게 올렸다가 곧바로 떨어지게 만들기 때문입니다.

이와 같이, 식사를 하여도 빨리 배가 고파지는 음식들이 있다는 것을 알고 계십니까? 어떤 음식은 먹어도 금방 배고픈 음식이 있거든요. 그래서 저도 우리라 흔히 먹는 음식들이 그렐린과 렙틴에 대한 어떤 영향을 미치는지 임상 시험을 해 봤습니다. 그래프에서 보시는 것처럼 주식으로는 현미밥과 쌀밥, 그리고 인스턴트 간편식으로는 떡과 라면, 음료수로는 청량음료 콜라와 집에서 만든 토마토 주스를 섭취하고 그렐린과 렙틴의 반응을 보았더니 현미밥에 비해 쌀밥은 훨씬 더 식후 그렐린이 억제되었다가 쉽게 상승하고 렙틴이 떨어져서 더 허기를 느낀다는 것을 알게 되었고 떡과 라면 역시 비슷한 경향을 보였습니다. 이는 각각의 음식의 당지수도 관련이 있다고 생각되었습니다. 흥미롭게도 토마토 주스와는 달리 콜라는 그렐린을 전혀 억제하지 못하고 계속 섭취하게 되는 것 같습니다.

그림 4-6 당지수에 따른 호르몬의 변화

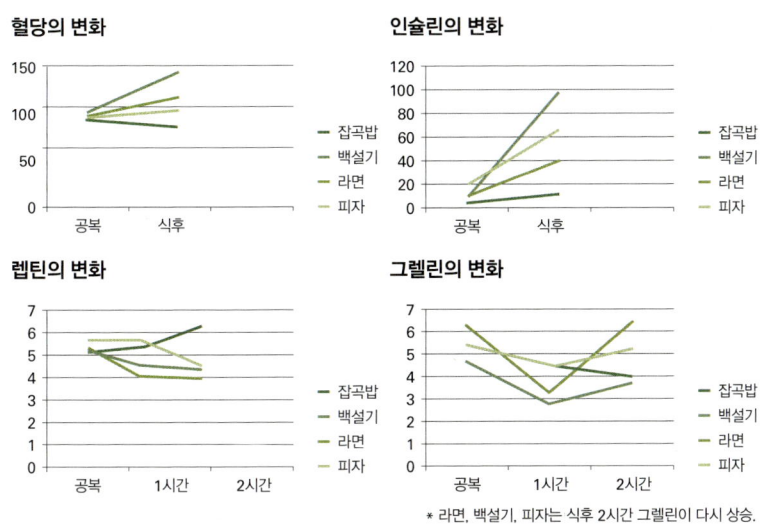

그림 4-7 음료수와 호르몬의 변화

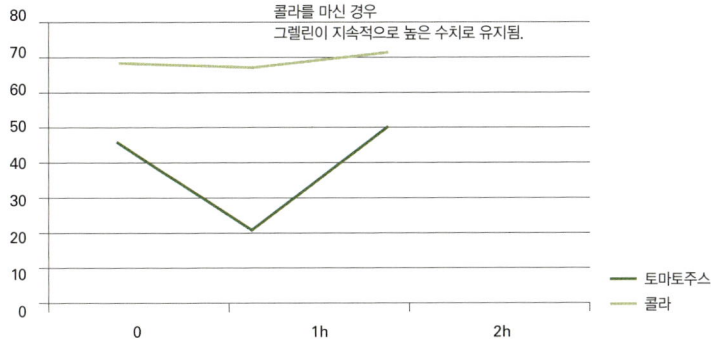

3) 인슐린의 과부하, 당뇨병과 인슐린

또 여러분! 비만해지면 문제가 되는 대표적인 질환이 있습니다! 다들 잘 아시죠? 바로 당을 조절하지 못해서 생기는 병! 당뇨병입니다.

당뇨병에서 중요한 호르몬은 인슐린인데 인슐린은 췌장에서 분비되는 혈당을 조절하는 호르몬입니다!

우리가 과도하게 탄수화물을 섭취하게 되면 인슐린이 제 기능을 상실하게 됩니다. 인슐린이 제 기능을 상실하고, 인슐린 작용이 떨어지게 됩니다! 이런 것을 바로 인슐린 저항성이라고 합니다!

우리가 폭식이나 과식을 하게 되면 우리 몸속에 포도당이 많아지게 되고, 그러면 혈당이 급속하게 올라갑니다. 이를 급하게 내리기 위해서 인슐린이 필요량보다 훨씬 많이 분비됩니다.

인슐린이 필요 이상으로 많이 분비되면 많이 먹었음에도 불구하고 얼마 지나지 않아서 배고파지고 계속 먹는 이런 식습관이 계속되면 혈당이 요동을 치게 됩니다. 인슐린은 혈당도 떨어뜨리지만 식욕도 증가하게 하거든요. 그러면서 계속 먹게 되어 점점 살이 찌게 되고, 그러면 인슐린은 증가하지만 점점 기능이 떨어지게 됩니다. 이런 것을 바로 인슐린 저항성이라고 합니다! 즉, 인슐린은 분비되어도 인슐린의 작용이 인슐린 저항성 때문에 떨어지게 되는 겁니다! 실제로 당뇨병 환자들이 오히려 인슐린은 높은 경우도 많거든요!

인슐린 저항성은 성인병의 종합세트라고 할 수 있는 다음에 얘기할 대사증후군의 뿌리! 입니다! 인슐린 저항성은 당뇨병뿐만 아니라 고지혈증, 고혈압, 심장병 등이 동시다발적으로 발생되는 대사증후군을 유발하고 심지어 치매, 암도 유발한다고 알려지고 있는 것입니다.

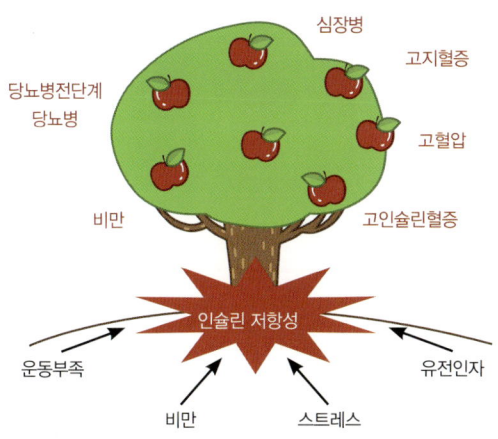

그림 4-8 인슐린 저항성과 대사증후군

당장 여러분! 당 조절 못하게 되면 불행한 삶으로 치닫는 급행열차를 타게 되는 것!입니다. 다들 잘 아시잖아요!

다리를 자르거나, 손발이 썩고, 눈은 실명하고 아주 불행한 일들이 발생합니다! 그래서 그런 합병증이 무서워서 먹고 싶은 거 마음대로 먹지 못합니다. 어찌 보면 형벌과 다름없습니다. 옛날엔 너무 잘 먹고 운동 많이 안 하는 양반들이 걸리는 병이어서 부자병이라고 했지요. 요즘은 보통 사람들이 다 걸리는 병!이 됐습니다! 당뇨병 대란이라고 하죠!

그림 4-9 세계 성인 당뇨병 유병률

전 세계적으로 당뇨병 환자의 수는
2011년 약 3억 8천만 명에서 2030년 약 5억 6천만 명으로 증가할 것으로 추정됩니다.*

* IDF. Diabetes Atlas, Fifth Edition. 2011. Available at 〈www.diabetesatlas.org〉 Accessed on 27 Jan 2014.

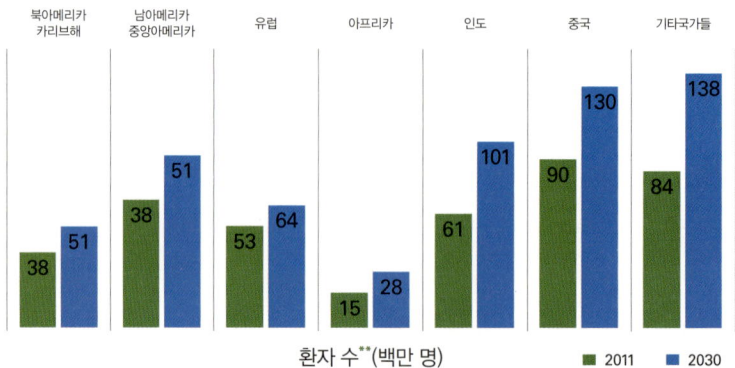

***Patients with diabetes(20~79 years).

그림 4-10 국내 성인 당뇨병 유병률

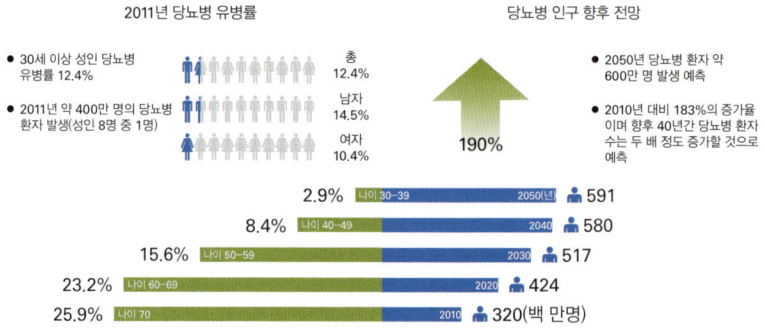

2011년도 한국 국민건강영양조사자료. 2013년 대한당뇨병학회.
당뇨병진단기준은 공복혈당≥126mg/dL, 당화혈색소≥6.5%, 당뇨병 약제 복용 중 또는 이전에 진단받은 환자이다.
내당능장애는 공복혈당이 100-125mg/dL 로 정의한다.

당뇨병은 당뇨병 그 자체보다 합병증을 유발하기 때문에 더 끔찍한 것입니다. 어차피 당뇨병을 평생 같이 동반해야 한다면 당뇨병 합병증에 관심을 가져야 합니다.

당뇨병 합병증은 크게 미세혈관합병증과 대혈관합병증으로 나뉘는데요! 그러니까 작은 혈관과 좀 더 큰 혈관의 문제가 생기는 건데요. 미세혈관합병증에 신경병증, 망막병증, 당뇨병성 신장병증이 있고, 대혈관합병증은 중풍, 심근경색, 당뇨병성 족부질환 등이 있습니다! 이런 합병증은 평소 약한 부위가 합병증으로 온다기보다는 당뇨병이 경과되면서 합병증도 진행순서가 대개 있다고 생각하시면 될 것 같습니다. 즉, 당뇨병성 신경병증, 당뇨병성 망막병증이 있는 환자가 당뇨병성 신장병증으로 이행하는 것입니다.

이런 합병증은 결국 혈당 조절이 안 되어서 혈당이 문제가 되어 혈관에 염증을 일으키고 동맥경화증을 일으켜서 일어나는 것인데 우리 몸에 구석구석 혈관이 있으니 당뇨병의 합병증은 온몸에서 다양하게 나타날 수 있은 것입니다.

그림 4-11 **당뇨병은 혈관병이다**

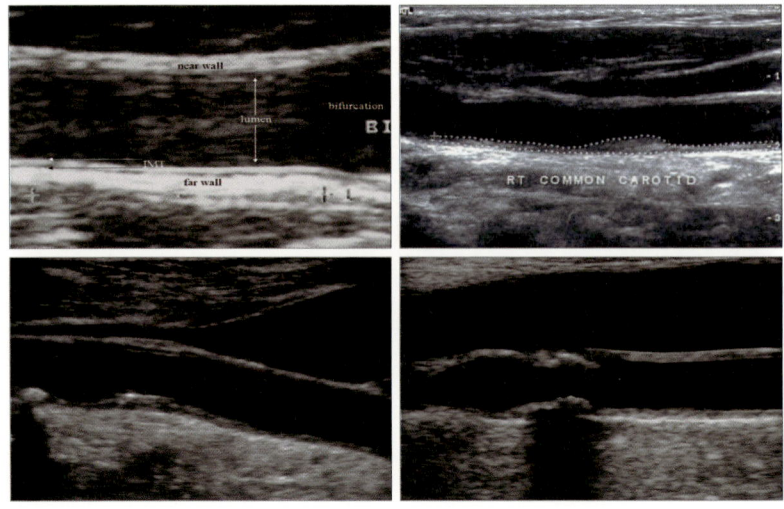

그러니까 당뇨병은 일명 혈관병이라고 혈관에 문제가 생기는 것인데 당뇨병성 망막증은 작은 망막혈관에 문제가 생기는 것인데 혈당 치료를 잘 못하면 망막출혈, 망막박리 등이 일어나 시력이 저하되고 심지어 실명까지도 할 수 있습니다! 눈 안에 아주 작은 혈관에 병이 생긴 것이구요. 이런 것이 다른 작은 혈관인 신경에 혈액을 공급하는 신경혈관에 문제가 생기면 신경염증이 생기고 당뇨병성 신경병증이 생기고 콩팥을 이루는 사구체의 작은 혈관에 병이 생기면 여과율이 떨어지고 단백질은 빠져나가고 신장기능은 저하되어 나중에 혈액투석, 복막투석, 신장이식이 필요한 당뇨병성 신장병증이라는 합병증이 생깁니다. 이것은 작은 혈관의 문제, 그래서 미세혈관합병증이라고 하고 보다 큰 혈관인 심장에 혈액을 공급하는 관상동맥에 문제가 생기면 심근경색, 뇌혈관에 문제가 생기면 뇌졸중, 중풍, 다리로 가는 혈관이 막히면 하지동맥폐쇄질환으로 발이 썩는 당뇨병성 괴저가 되어 나중에 절단을 해야 하는 경우도 생기고요! 최근에는 이런 당뇨병을 췌도이식, 유전자 치료, 눈밑지방줄기세포치료 등 완치법을 많이 연구하고 있지만 근본적인 치료법이 나오기 전에는 인슐린과 여러 호르몬을 이해하고 잘 관리하려는 노력이 필요합니다.

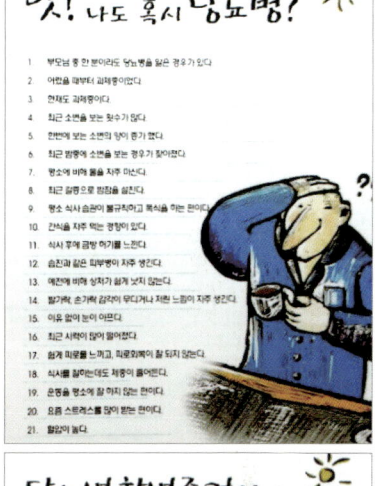

그런 측면에서 요즘 개발된 당뇨병 신약들 중에 인크레틴이란 약이 있는데 이 약은 인슐린을 잘 분비하게 하고 그렐린 같은 식욕호르몬을 억제하는 효과를 갖고 있거든요. 이런 여러 호르몬을 동시에 생각해야만 효과적인 당뇨병 조절이 이루어질 수 있습니다.

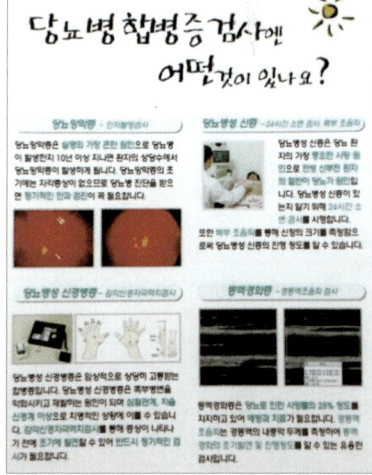

제가 예전에 연구했던 재미있는 연구 결과는 당뇨병 환자에서 인슐린이 아니고 성장호르몬을 소량 투여했더니 근육량이 늘면서 혈당조절이 잘 이루어진 결과가 있었습니다. 이것도 다각도로 호르몬의 측면에서 당뇨병을 접근해야 한다는 것을 보여주는 결과라고 생각합니다.

그림 4-12 당뇨병 환자에서 성장호르몬 투여의 임상적 효과

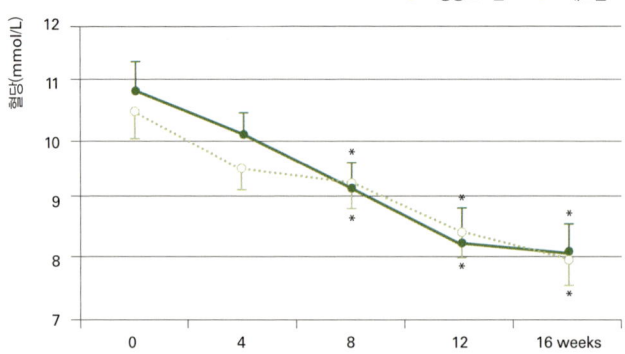

Fig.1 Fasting plasma glucose during the 12-week treatment period and 4 week after the last injection(16 weeks) of control or GH. *p < 0·05 before vs. after treatment in each group tested using repeated measures analysis of variance(ANOVA). No statistically significant differences were detected between the GH-treated group and the control group during treatment.

CW Ahn et al. Clinical Endocrinology(2006) 64, 444-449

이런 당뇨병은 사실 언제든지 우리 곁에서 호시탐탐 찾아올 수 있는 건데요. 일찍 알아내고 대처해서 예방 및 더 이상의 진행이나 합병증을 예방하는 것이 중요합니다! 그래서 당뇨병을 의심할 수 있는 증상들을 어떤 것이 있는지 꼼꼼히 알아두셔야 합니다.

4) 만병의 근원, 인슐린 저항성과 성인병의 종합세트 대사증후군

대사증후군이라는 병명이 있습니다. 아주 흔하고 치명적이지만 고칠 수 있는 죽음의 4중주, 5중주라고 하지요. 당뇨, 비만, 고지혈증, 고혈압 등의 성인병이 4중주, 5중주처럼 몰려다니는 것입니다. 〈대사증후군〉은 당뇨병보다 더 광범위하고 적극적 개념의 질환입니다. 보다 근본적인 원인을 통해 성인병을 예방하자고 생각하면 되겠습니다. 당뇨병과 고혈압, 이

상지혈증의 원인 중에 인슐린 저항성에 유발되는 것들을 따로 모아서 접근해야 한다는 취지이지요. 실제로 이런 경우 처음은 고혈압으로 시작되었지만 같이 또는 후에 당뇨병 등이 발생되기도 하므로 아예 대사증후군이라고 해서 인슐린 저항성을 표적으로 치료 관리하자는 생각입니다. 인슐린 저항성 그래서 고인슐린혈증이 문제인데요.

그러면 인슐린 저항성은 어떤 경우에 생길까요? 아까 인슐린 저항성 그림에서도 보신 것처럼 나무의 뿌리에 해당되는 인슐린 저항성은 유전과 환경의 함수관계에서 발생될 수 있습니다. 유전적인 것은 어쩔 수 없다고 해도 환경적인 요인은 우리가 변화시킬 수 있잖아요?

제가 진료실에서 만났던 50대 초반 중년 남성은 허리둘레가 90센티 이상으로 복부비만이 있고 당뇨병과 고지혈증도 있으시니 세 가지 이상의 만성 질환을 갖고 계셔서 대사 증후군으로 진단된 경우인데요.

세계보건기구에서 제시하는 대사증후군의 진단기준은 다음과 같습니다.

대사증후군 진단기준
1. 허리둘레: 남자 90cm(35인치) 여자 80cm(31인치)
2. 중성지방 150mg/dL
3. 고밀도 콜레스테롤(HDL) 남성 40mg/dL 이하 여성 50mg/dL 이하
4. 혈압 130/85mmHg 이상
5. 공복혈당 100mg/dL 이상

5개 중에 3개 이상이면 대사증후군이라고 하는데요!

이런 대사증후군의 관리를 위해서는 꼭 우선 하루 30분 이상 주 5회 이상의 규칙적인 운동을 하면서 유산소 운동뿐만 아니라 하체 근력 운동도 꼭 같이 하셔야 합니다! 그 이유는 나중에 말씀드리겠지만 근육이 매우 중요한 이유가 허벅지와 뱃살의 투쟁이라고 하지 않습니까!

식사는 정제되지 않은 탄수화물을 섭취하고 가공된 식품을 피하시고요! 왜냐하면 당지수, 액상과당 트랜스지방 등의 문제 때문인데요.
그리고 뱃살을 꼭 빼셔야 합니다! 왜냐하면 뱃살은 또 다른 인슐린 저항성을 일으키는 주원인이기 때문이거든요.

우리나라의 경우 남자는 허리둘레 90cm 이상, 여자는 허리둘레 80cm 이상이면 대사증후군의 위험도가 급격히 높아집니다! 이것을 인치로 환산하면 각각 35인치, 31인치인데요! 평소 이 기준을 넘지 않도록 꾸준히 관리하는 것이 중요하고요!

뱃살이 늘어나면 대사증후군의 위험도가 증가하는 것은 잘 알고 계시지만 우리 대학 연구결과 허벅지 근육이 가늘어져도 대사증후군의 위험도가 급증하기 때문에 하체 근력운동이 중요한 것입니다.

그림 4-13 허벅지 중요성 실험

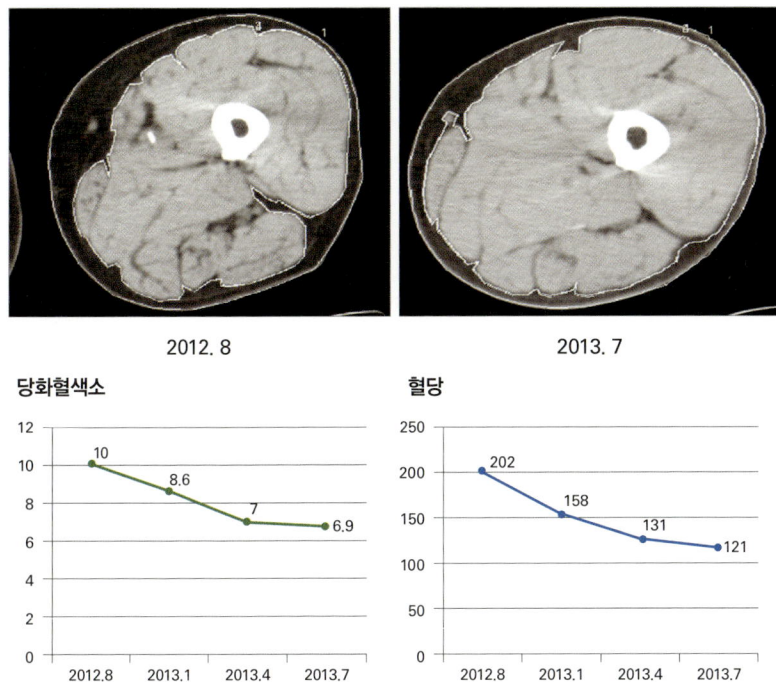

이렇게 대사증후군 원인은 인슐린저항성이므로 식사 운동요법을 기본으로 뱃살을 빼고 인슐린저항성을 떨어뜨리려는 생활 습관은 기본으로 꾸준히 하셔야 합니다!

그러나 이러한 수준 이상의 인슐린 저항성이 높아서 당뇨병 등의 대사증후군이 진행된 경우에는 생활습관으로만은 역부족이고, 최근에는 인슐린저항성을 직접적으로 개선해줄 수 있는 약제들이 많이 나와 있어서 이러한 약제들을 쓰기도 합니다.

더욱 중요한 것은 당뇨병, 고혈압 등의 치료제들 중에서 혈당과 혈압도 떨어뜨리면서 인슐린 저항성을 개선시킬 수 있는 약제의 선택이 중요합니다! 같은 값이면 다홍치마라고 검은 고양이든지 하얀 고양이 쥐만 잘 잡으면 된다는 생각을 버리셔야 합니다. 무조건 혈당과 혈압만 떨어뜨리면 되는 것이 아니라 어떻게 떨어뜨리느냐가 중요합니다.

또 대사증후군에서 흔히 문제가 되는 것은 중성지방이 높아지는 이상지혈증이 나타나는 것인데요. 원래 중성지방은 우리가 활동할 때 사용된 에너지원입니다. 그러나 남는 중성지방이 지방세포에 축적되면서 비만을 유발하게 되는데요.
우리나라 사람들이 좋아하시는 밥, 국수, 그리고 요즘 젊은 여성들이 좋아하시는 빵 등의 탄수화물을 과잉 섭취하게 되면 쓰고 남은 중성지방이 체지방으로 남게 됩니다. 그래서 왜 나는 기름진 음식은 먹지 않는데 중성지방은 높을까 생각들 많이 하지만 이런 이유가 있는 거예요. 그런가 하면 간에서 직접 생성되는 중성지방도 있는데요. 이것을 초저밀도 콜레스테롤(VLDL)이라고 하는데 혈전증의 원인이 됩니다! 심근경색 중풍 등과 같은 질환을 초래하지요!

따라서 중성지방이 150mg/dL 이상이면 대사증후군의 진단기준에 들어가니까 주의하셔야 합니다! 중성지방과 함께 나쁜 콜레스테롤인 엘디엘 콜레스테롤이 올라가면서, 좋은 콜레스테롤 HDL콜레스테롤이 낮은 것도 문제인데요. 인슐린 저항성이 생기면 좋은 콜레스테롤이 소변으로 많이 빠져나가서 낮아지거든요 그래서 혈관병들이 잘 생깁니다. 따라서 이것을 높이는 생활 습관과 약제 치료를 해야 합니다.

그러니까 과잉의 식사만 피하면 되는 거 아냐? 하고 생각하시는 분들 많습니다. 맞습니다! 그러나! 같은 칼로리라도 설탕, 물엿, 꿀 등 단순당이 들어간 음식보다 현미밥, 잡곡밥 등 복합당질의 탄수화물이나 채소 같은 식이섬유소를 충분히 섭취하는 게 좋습니다. 탄수화물 같은 식사의 종류 말고 대사 증후군은 식습관에 신경을 써야 하는데요! 우선 하루 세끼를 정해진 시간에 먹어야 합니다. 식사의 정규성이 중요하죠! 그리고 가급적 간식을 먹지 않으며, 액상과당 트랜스지방이 많은 튀긴 음식, 패스트푸드, 술 등의 고칼로리 음식을 피해야 합니다! 여러 가지 첨가제가 들어있는 과일통조림이나 과일주스보다는 생과일, 오이, 당근, 토마토 등 생야채를 그대로 섭취하는 것이 좋습니다!

당뇨병, 고혈압, 이상지혈증, 비만 등의 소위 성인병 질환들! 대사증후군 측면에서 말씀드리면 인슐린 저항성이 대사증후군의 뿌리이므로 당뇨병 고혈압 고지혈증 비만의 문제를 개별적으로 집근하기보다는 포괄적으로 이해하고 치료하는 것이 중요할 것으로 생각합니다! 대사증후군이 중요한 것은 아주 흔한 질환이면서 합병증을 많이 유발하고 세 번째로 중요한 것은 암 등의 질환처럼 치료가 어렵거나 불치가 아니라 교정이 가능한 질환이라는 겁니다. 인슐린 저항성은 상황에 따라 바꿀 수 있기 때문에 생활습관 등의 교정을 통해 인슐린 저항성을 떨어뜨린다면 대사증후군을 예방 또는 치료에 도움이 되는 것입니다. 예전에 우리 교실에서 연구했던 부모가 당뇨병이 있어 유전적으로 인슐린 저항성을 갖고 있어도 이것을 수영 등의 운동으로 극복할 수 있다는 것입니다. 유전적 요인을 극복했던 사례들이지요. 그림에서 보는 것처럼 부모의 가족력이 있고 운동을 하지 않은 자녀들이 인슐린 저항성이 높았지만 운동을 하게 되면 인슐린 저항성이 낮아져서 부모가 당뇨병이 없는, 가족력이 없는 수준까지 개선되는 것을 보여주고 있습니다.

그림 4-14 인슐린저항성은 극복될 수 있다

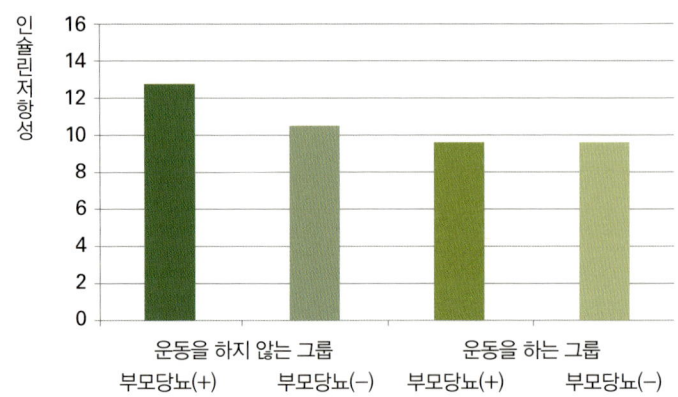

또 다른 환경적 요인의 인슐린 저항성에 중요하다는 연구가 있는데요! 제가 연구했던 동일한 유전적 배경을 갖고 있는 사람들이라도 거주 지역, 식습관, 운동 등이 환경에 따른 인슐린 저항성의 변화 연구 결과는 아주 흥미로운 결과였습니다. 이 연구는 연변 조선족을 대상으로 한 연구였는데 인슐린 저항성과 당뇨병의 발생이 환경에 따라 변한다는 것을 보여주는 연구였습니다. 연변에 거주하는 조선족보다 서울에 거주하는 조선족이 그리고 시골마을인 용정에 사는 조선족보다 연변시에 사는 조선족이 더 당뇨병이 많았고 그 이유는 인슐린 저항성을 측정해 보니까 인슐린 저항성이 더 높아져 있어서라고 생각되는데요. 인슐린 저항성이 높아진 이유는 동일한 유전적 배경이라도 산업화된 지역에서의 생활 습관이 더 문제가 될 수 있다는 것을 보여주는 자료라고 생각됩니다. 이러한 사실은 예전에 아메리카 피마인디언들 중 조금 더 풍요한 애리조나로 이주한 인디언들이 척박한 멕시코 산악으로 이주한 인디언들보다 더 당뇨병이 많이 발생한 사례하고 유사한 연구결과라고 생각합니다.

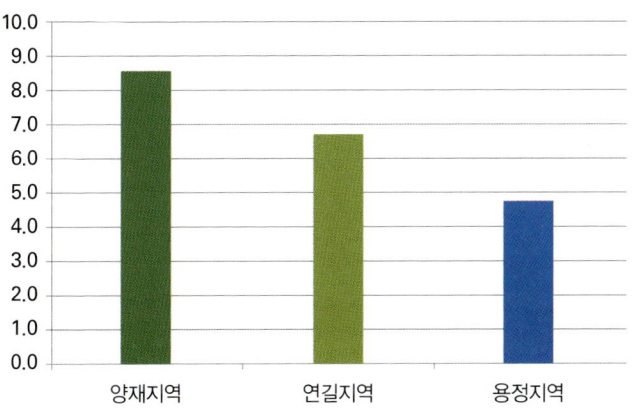

그림 4-15 주거지역에 따른 당뇨병 유병율

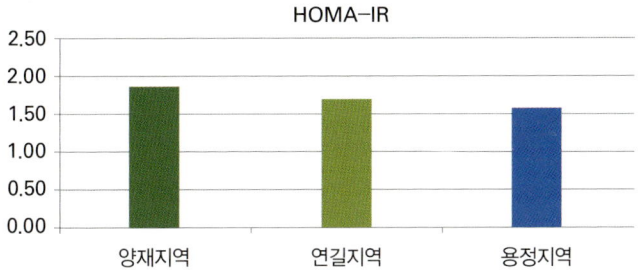

그림 4-16 주거지역에 따른 인슐린 저항성

한편, 우리의 연구 결과에 따르면 대사증후군에서 중요한 인슐린 저항성은 출생체중과도 관련이 있습니다. 이 연구 결과는 아이의 출생 시 체중이 적을수록 오히려 그 아이가 자라면서 인슐린 저항성이 높아지므로 대사증후군과 같은 성인병의 위험성이 높아진다는 것인데요. 예전에 2차 세계대전 당시 네덜란드 서부지방은 독일군에 포위되어 기아에 시달렸는데, 그 당시 임신했던 산모들에게서 출생했던 아이들이 많은 아이들이 저체중으로 태어났습니다. 이 아이들은 출생 후에는 비교적 풍요로운 환경에서 자랐고 정상적인 영양을 취했지만 이들 중에는 나중에 성인이 되어서 당뇨병, 대사증후군, 암 등의 성인병이 많이 발생했던 역사적 사건도 이런 사실들을 증명하는 것입니다.

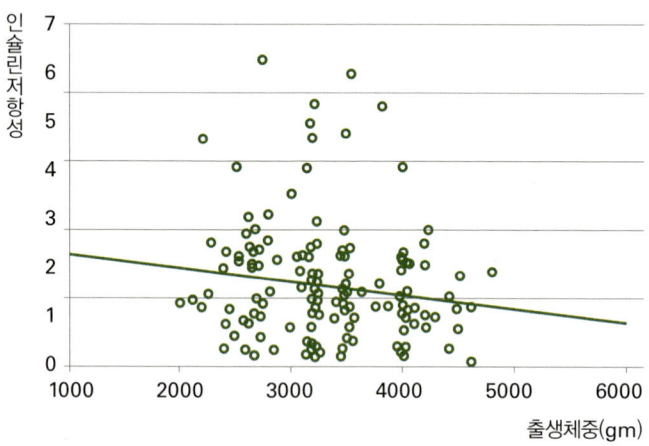

그림 4-17 출생체중과 인슐린 저항성

그러므로 여성들의 경우 자녀들이 성인이 되어서 대사증후군의 발병을 예방하기 위해서는 임신 시 영양 섭취에 신경을 써서 출생체중이 저체중이 되어서는 안 되도록 해야 합니다.

대사증후군은 마치 둑과 같습니다. 둑에 조그마한 균열이 생겼을 때 이를 방치하면 갑자기 무너져 내리며 강이 범람하게 되고 마치 쓰나미처럼 밀려오게 되는 것처럼 대사증후군도 이와 마찬가지로 작은 균열이 생겼을 때 이를 방치하면 걷잡을 수 없는 합병증이 밀려올 수 있습니다. 그러므로 내 몸에 생긴 작은 균열을 조기에 발견하여 일상생활에서 막으려는 노력을 하는 것이 가장 본질이 되는 치료이며 예방이 될 것입니다.

정리하면, 이와 같은 비만, 당뇨병, 대사증후군 등에서 호르몬을 통해서 연구하고 치료했던 임상 연구결과를 통해 저는 더욱더 호르몬들의 네트워크를 흥미 호르몬을 알면 건강이 보인다는 사실을 깨닫게 되었습니다. 이렇듯 호르몬 질환을 접근하기 위해서는 한 개의 호르몬의 창문으로 관찰할 것이 아니라 다각적 시점을 갖는 것이 중요합니다. 서로 긴밀하게 연결되어 있거든요.

왜냐하면 한 가지 호르몬이라도 여러 신체 기능 대사 작용에 관여하고 또 같은 신체 기능이 여러 가지 호르몬이 동시에 작용하기 때문입니다.
이들은 단독으로 작용하기도 한고 합동으로 작용하기도 하고 단계적으로 작용하기도 하거든요.

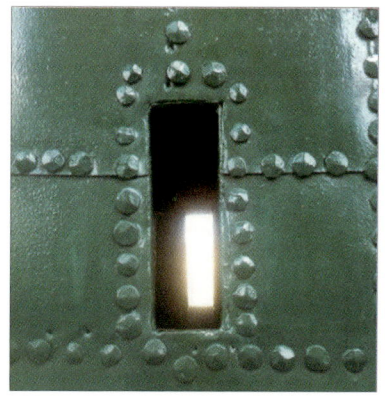

03 호르몬들의 소통이야기

이처럼 호르몬은 신체의 성장과 발달, 대사 및 항상성을 유지하는 데 중요한 역할을 담당하고 있는데요! 이런 호르몬들은 여러 가지 과정에서 다양한 서로 다른 호르몬들과 하나의 생명현상을 유지하기 위해 서로 연결되어 작용합니다. 예를 들면 고혈당이 되는 것은 성장호르몬, 코티솔, 에피네프린 같은 호르몬이 개별적으로 작용하기도 하지만, 동시에 작용하기도 하고 단계적으로 작용하기도 하여 고혈당이라는 결과로 도출되는 것입니다.

단계적으로 작용하는 것의 대표적인 예가 시상하부 뇌하수체 부신의 축입니다. 이러한 과정에서 호르몬은 서로 연결되어 상대의 작용을 증강 또는 억제하기도 하는데, 이것을 좀 어렵게 말하면 양성 또는 음성 되먹이기 조절이라는 것이고 이러한 복잡한 상호작용으로 무수한 신체 기능이 이루어지는 것입니다. 한편, 한 호르몬은 여러 가지 작용을 하기도 합니다. 표적세포에 따라서 다를 수 있고 또한 같은 세포라 해도 수용체에 따라 다양한 작용이 일어나는 거죠! 흔히 인슐린은 혈당을 떨어뜨리는 작용만 알고 있는데, 세포의 성장 증식 식욕에도 관여하기도 하거든요. 그러니까 생체현상과 호르몬은 일대일 대응은 아닙니다.

이렇게 각 장기들에서 분비되는 호르몬들은 결국 각 장기들의 유형의 무형의 연결을 통해 역할과 기능을 하는 것입니다.

1) 그러면 호르몬을 분비하는 여러 장기들은 어떻게 연결되어 작용할까요?

호르몬은 대개 역조절 호르몬이라고 해서 반대 작용하는 호르몬을 짝으로 갖고 있기 마련입니다 야당과 여당, 보수와 진보처럼 정반합의 원리라고 할 수 있고 생리학적으로 항상성 즉 호르몬 균형을 이루기 위해서입니다. 따라서 한 가지 질환에 있어서 다양한 길항작용을 하는 호르몬을 간과하면 제대로 치료할 수가 없습니다. 또 역설적으로 한 가지 호르몬의 교정이 완전한 치료라고 방심하면 안 되는데요, 그러니까 다른 모든 호르몬의 균형점을 맞춰 줘야 합니다. 왜냐하면 호르몬은 양성 또는 음성 되먹이기 조절에 의해 한 개의 호르몬을 치료하다보면 다른 호르몬들에 영향을 줄 수 있게 되거든요. 예를 들어 갑상선 호르몬을 주게 되면 갑상선 자극 호르몬은 음성 되먹이기 조절에 의해 줄어들게 되는 겁니다. 또한 스테로이드 호르몬을 많이 주게 되면 뇌하수체에서는 부신피질 자극 호르몬이 줄어들어 시상하부-뇌하수체-부신의 축의 억제가 와서 결과적으로 부신의 기능이 저하가 오게 됩니다.

한편, 이렇게 외부 자극에서 반응하여 분비된 호르몬은 실제로 인체의 다양한 기능을 담당하는 여러 장기에 가서 그 장기의 기능을 조절하게 됩니다. 이러한 장기의 기능은 또 호르몬의 분비에 서로 영향을 미치게 되고요.

즉, 여러 자극은 호르몬이라는 화학적 물질의 분비량에 영향을 미치고, 장기는 그 호르몬에 반응하여 기능의 바뀌는데, 좀 복잡하지만 장기는 스스로 호르몬 저항성이라는 것을 호르몬 수용체 수준에서 발생시키기도 합니다.

예전에 제가 연구했던 당뇨병 환자에서 성장호르몬 치료라든지, 최근에 개발되는 당뇨병 신약들은 인슐린 분비 촉진뿐만 아니라 인슐린 저항성 개선 더 나아가서 식욕호르몬이 줄이는 효과까지 갖고 있는 것도 있거든요. 궁극적으로 아마도 미래의학에서는 호르몬을 분비하는 장기의 손상을 그 손상된 장기를 다시 호르몬을 분비하는 세포로 대체하는 재생의학적인 줄기세포치료제도 현실화 될 것이지만, 그 전이라도 다양한 호르몬 치료의 조합 등으로 질병 예방 및 치료 전략에 대한 출구를 찾아야 합니다!

2) 시상하부와 뇌하수체를 통한 다른 호르몬들의 연결과 조정

제가 그림으로 뇌하수체 호르몬을 중심으로 이런 여러 가지 호르몬들이 서로 연결되어 있는 네트워크를 보여드릴께요!

그림 4-18 우리 몸의 주요 호르몬 분비

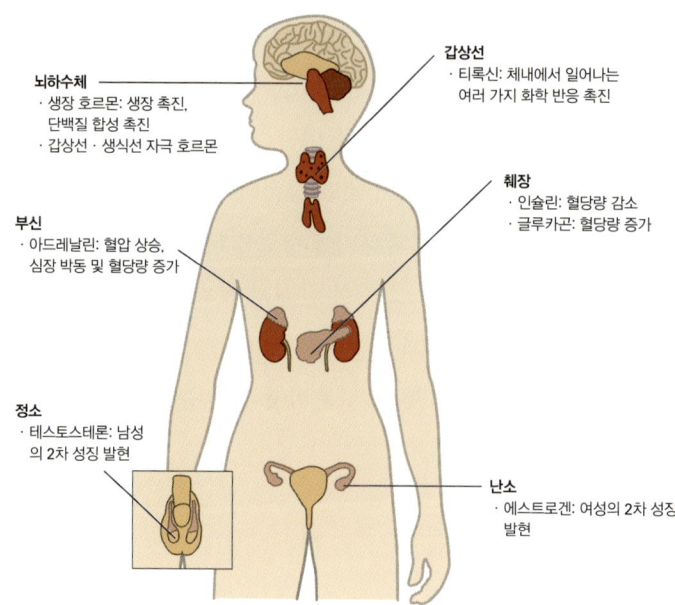

보시는 그림처럼 우리 몸에 분비되는 주요 호르몬은 주로 뇌하수체, 갑상선, 부신, 췌장, 생식기 등에서 분비됩니다. 한 번 짚어보자면, 뇌하수체에서 분비되는 성장호르몬, 프로락틴, 여포자극호르몬, 황체자극호르몬, 부신피질 자극호르몬이 있습니다. 그 아래 목 앞쪽에서는 갑상선이 있는데, 갑상선에서 분비되는 대표적인 호르몬은 티록신이고 일부 칼시토닌은 부갑상선에서 분비되는 파라트로몬과 함께 칼슘과 인의 농도를 조절하는 호르몬입니다. 복부에는 췌장이 있는데 인슐린과 글루카곤을 분비하고요, 부신피질에서는 분비되는 호르몬은 코티솔, 부신수질에서는 아드레날린 등이 분비됩니다. 정소와 난소에서 분비되는 성호르몬인 테스토스테론, 에스트로겐도 매우 중요한 호르몬인데 이런 다양한 호르몬들은 서로 연결되어서 작용하고 그 상위 단계에서 이런 호르몬의 분비와 작용의 조율이 잘 되도록 조절하는 곳이 바로 뇌하수체입니다.

특히 우리 몸에서 호르몬을 관장하는 곳이라고 하는 뇌하수체는 일명 우리 몸 호르몬 오케스트라의 지휘자 같은 것인데 다른 호르몬을 분비하는 장기에 자극 호르몬을 통해 조절합니다. 우선 아까 말씀드린 옥시토신 성선자극호르몬 갑상선자극호르몬 외에도 에너지 대사에 관여하는 부신피질자극호르몬, 유즙분비에 작용하는 프로락틴도 뇌하수체에서 나오는 것입니다! 이러한 호르몬은 너무 많은 다른 호르몬과 연결되어 있구요! 중앙부처와 지방자치단체와의 연결 같은 것이라고 생각하시면 되는데, 이렇게 뇌하수체는 여러 호르몬을 많이 분비하고 다른 호르몬들을 밀접한 관계를 맺고 관장하고 지배하고 조정합니다.

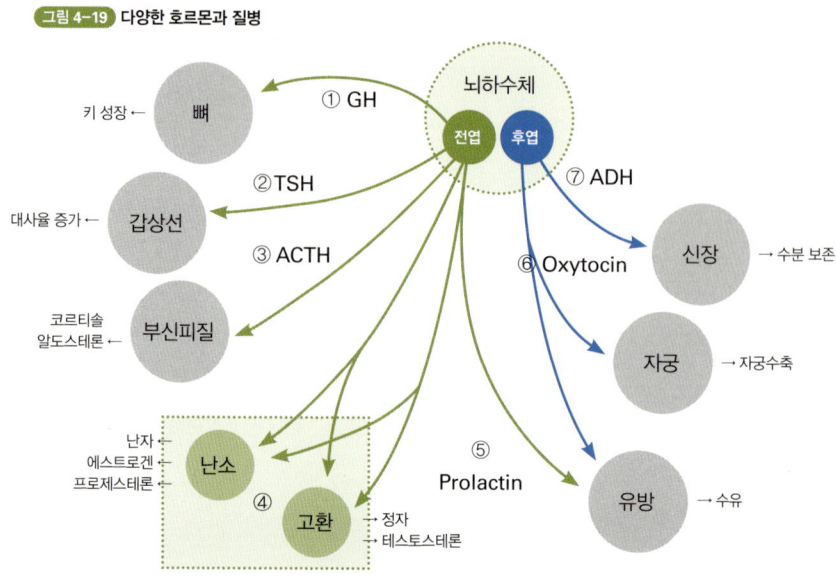

그림 4-19 다양한 호르몬과 질병

예를 들어 얼굴이 보름달처럼 동그래지고 살 많이 찐다는 쿠싱병은 부신피질자극호르몬과 부신에서 분비되는 호르몬인 당류코르티코이드라는 스테로이드 호르몬이 과잉분비 돼서 생길 수 있습니다!

그런데 요즘 우리가 복용하는 약물 중에서 스테로이드 약물들이 있는데 이런 약제들은 마치 쿠싱병과 같은 증상을 발생시킬 수 있는데요. 의인성 쿠싱병이라고 약물에 의한 쿠싱병을 일으킬 수 있습니다!

또 이런 스테로이드 약물들을 장기 복용하면 의인성 쿠싱병뿐만 아니라 다양한 스테로이드 호르몬의 부작용이 나타나고, 나중에 스테로이드 약물을 줄이거나 중단하면 본연의 자신의 부신피질호르몬이 나중에 잘 안 나오게 되는 부신 기능이 저하되는 것입니다. 부신 기능이 저하되면 세상만사가 다 귀찮은 만성피로증후군뿐만 아니라 심각한 쇼크 상태도 올 수 있습니다! 과외공부를 많이 하다 보니 자기주도 학습능력이 떨어진 거죠!

약물과 관련해서 우리가 흔히 사용되는 약물 중에 뇌하수체에서 나오는 프로락틴을 증가시키는 약물들도 있는데요. 프로락틴은 유즙분비 호르몬이기 때문에 출산을 하지 않은 여성에게서 유즙이 나오는 황당한 일도 생기게 되어 진료실에 오기도 하고, 혹시 뇌하수체에서 프로락틴 분비하는 종양이 생긴 것 아닌가 걱정하는 분들도 있는데, 일단 꼼꼼히 복용하시는 약물들을 따져보셔야 합니다!

3) 혈당과 혈압과도 관련 있는
낮과 밤을 구별해주는 수면 호르몬 멜라토닌

또 우리가 나이가 들면서 예민해져서 잠도 잘 못자고 하는 것도 호르몬의 불균형을 생각 해봐야 합니다.

제가 경험했던 환자는 고등학생이었는데 낮과 밤이 뒤바뀌고 성징이 제대로 발현되지 못했던 아이여서 멜라토닌 검사를 했구요. 송과선의 과대증식이 있었던 환자였거든요.

멜라토닌 얘기 들어 보셨지요?

자도 자도 자꾸 잠이 온다든지 불면증으로 고민하는 분들! 특히 시차적응 못해서 생기는 불면증은 바로 뇌 안에 작은 장기인 송과샘에서 나오는 멜라토닌이 일으키는 것입니다.

그러니까 흔히 멜라토닌은 수면호르몬이라고 할 수 있는데요! 실제로는 낮과 밤을 구분해주는 호르몬이죠! 밤이라는 것을 인식해서 이제 자야 해! 라고 알려주는 것입니다! 멜라토닌이 분비되어야 우리 몸은 밤이라는 것을 실질적으로 인식합니다.

그런데 시상하부에서 분비되는 이 멜라토닌은, 수면뿐만 아니라 성 조숙을 늦추는 역할을 하고, 바꿔 말하면 성장호르몬을 잘 나오게 하고, 밤 11시~1시 사이에 가장 활발하게 분비되는데 이때 성장호르몬도 활발하게 분비됩니다. 다시 말해서 멜라토닌은 인체에서 분비되는 최상위 호르몬이라서 다른 호르몬들과 연결돼 있다고 볼 수 있습니다.

어떤 경우에는 자도 잔 것 같지 않은 건 왜 그럴까요?
밤에 눈으로 빛이 들어오지 않아야 멜라토닌 분비되는데, 불 밑에서 자면 멜라토닌 호르몬의 분비가 제대로 되지 않아서 자도 잔 것 같지 않지요? 이렇게 멜라토닌이 안 나오면 자도 잔 것 같이 않게 되죠! 그래서 송과샘을 제3의 눈이라고 합니다!

멜라토닌은 잠을 유도하는 것뿐만 아니라 혈압, 혈당을 유지해서 건강을 유지할 수 있도록 돕는데 계속해서 멜라토닌이 방해를 받으면, 건강을 해칠 수 있습니다. 잠이 보약이다!
라는 말도 있잖습니까?

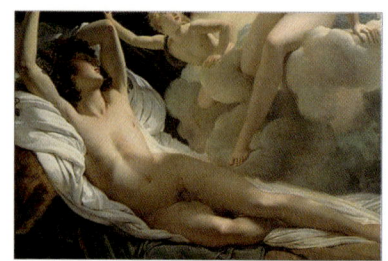

잠의 신을 모르페우스라고 하는데 모르핀이란 말의 어원이라고 할 정도로 잠은 모르핀처럼 우리의

일상의 피곤과 고통, 번민을 잊게 해주고 새로운 하루를 시작할 수 있는 건강을 선물하는 것입니다!

인간에게 몰래 불을 선물한 죄로 제우스의 분노를 사게 된 프로메테우스가 코카서스 바위에 매달려 매일 독수리가 간을 쪼아 먹었지만 하룻밤 자면 다시 간이 살아나는 것처럼 잠은 우리의 건강을 재충전하는 것입니다.

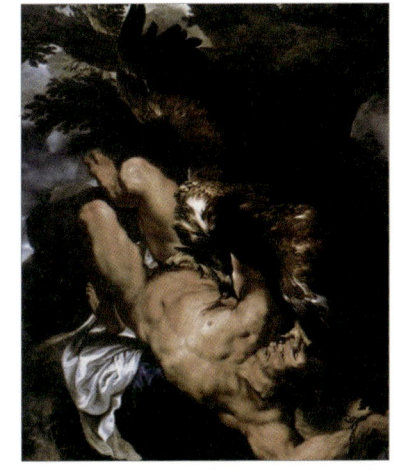

우리 인간은 원래 어떻게 살았습니까? 밤에 깜깜하게 살았잖습니까? 밤에도 대낮같이 환해진 건 불과 100년밖에 안 됐습니다. 불야성을 이루는 현대 사회! 진정한 휴식의 밤을 상실한 사회에서 박탈된 멜라토닌과 수면은 현대인의 문명병으로 성인병의 창궐을 초래하는 것입니다!

하지만 요즘 우리 사회를 돌아보면, 밤과 낮이 따로 없어졌습니다. 밤에도 대낮같이 환하게 생활하고 있습니다. 이런 생활을 하면서, 우리는 언제 휴식을 취할 수 있을까요? 언제 건강을 재충전할 수 있을까요?

잠을 깊이 자기 어려운 현대인들이 온갖 성인병에 시달리는 것은 다 이런 이유 때문입니다.

수면의 문제는 성인만의 문제는 아닙니다. 어릴 때 잠을 많이 자야 키가 크고 잠을 못 자면 키가 작아진다고 하는 말이 있는데, 그런데 우리 아이들, 밤에 어떤가요? 11시 이전에 잠자는 아이들이 거의 없죠?

늦게까지 학원 다니고, 심지어 잠 안 오는 약도 많이 먹지요. 아이들이 잠을 안 자면, 부모가 잠을 잘 수 있겠어요? 게다가 엄마 아빠들은 라이드 하느라 또 잠 못 자고… 엄마 아빠들도 덩달아 잠 못 자고 엄마 아빠도 아이들처럼 멜라토닌 안 나오게 됩니다.

멜라토닌이 잘 나와야 숙면을 취할 수 있고 건강과 젊음을 유지할 수 있다는 것을 명심하시길 바랍니다.
이렇게 멜라토닌처럼 한 개의 호르몬이 수면에만 작용하는 것이 아니라 다양한 네트워크를 통해 복잡한 현상을 지배하는 것입니다.

4) 감각과 감정의 호르몬들 이야기!

그 외에도 예를 들어 우리한테 특히 중요한 호르몬들이 몇 개 더 있는데요! 그중에서 세로토닌이라는 호르몬이 있습니다!
이제 행복한 호르몬, 세로토닌 이야기를 하겠습니다!
세로토닌이 안 나오면 굉장히 우울해지는데, 세로토닌은 안온함, 행복감과 같은 감정에 작용하여, 최근에 세로토닌 치료법 등이 유행하기도 하였죠! 그런데 뇌에서 나오는 이 세로토닌도 또 다른 하위 호르몬의 분비를 조절하기도 하거든요. 즐겁고 행복한 감정을 느끼는 호르몬이 하나 더 있습니다.
사랑에 대한 감정에 대해서 말씀드렸던 엔도르핀이 그것인데요! 분만통이 아무리 커도 우리가 순산을 할 수 있는 것은 그래도 여성들이 고통을 잊고 그나마 아이를 순조롭게 출산하실 수 있게 하는 엔도르핀의 영향이 있기 때문입니다. 만일에 돌아가실 때, 엔도르핀이 분비되는 경우라면 고통 없이 황홀한 죽음을 맞을 수 있습니다. 실제로 어떤 환자들은 편하게 별세하는 경우도 많거든요. 꼭 이런 극단적인 경우가 아니더라도 우리의 지루하고 건조한 우울한 일상에 활력을 주는 게 엔도르핀입니다. 엔도르핀의 분비를 잘 조절하셔서 늘 즐겁고 활기찬 일상을 운위할 수 있는 현명한 호르몬 습관의 비법은 다섯 번째 이야기에서 말씀드리겠습니다.

이러한 세로토닌, 엔도르핀, 도파민 등은 상위 호르몬이어서 여러 가지 다양한 호르몬들의 양을 조절하기도 합니다. 호르몬 네트워크에 중심이 되는 호르몬이고 이렇듯 호르몬들을 서로 연결이 되어 있는 것입니다.

5) 호르몬을 통해 질병의 급행열차의 브레이크를 막아보자

우리 몸엔 여러 가지 호르몬이 균형을 맞추고 작용을 해서 우리 몸이 유지되고 있는 겁니다. 즉, 우리 몸의 균형을 맞추는 게 호르몬이라고 생각하면 됩니다. 직접 눈으로 확인할 수 있는 방법은 없지만, 균형이 깨지면 그게 질병으로 나타나게 되거든요.

이렇게 우리 몸의 기능을 유지할 수 있는 호르몬들은 스위스 정밀 시계처럼 서로 정교하게 연결이 되어 있어서 어느 것 하나만 삐끗해도 도미노처럼 심각한 질병이 발병하게 됩니다!

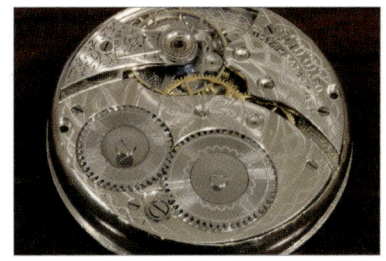

자 여러분! 이처럼 호르몬이라고 하는 것이 우리 몸을 굉장히 변화시키는 데 아직도 우리는 호르몬이 하는 일을 잘 모르고 있습니다!

호르몬이 3천여 개 정도로 추정되고 있는데, 그중에서 아는 게 80~100개 정도이고 그것도 아주 자세히는 잘 모르고 있어요!

유전자 해독을 해놓고도 복제에 실패했던 이유도 호르몬을 제대로 알지 못하기 때문이라는 말이 있을 정도니까요. 이 정도로 호르몬은 우리 몸에 아주 중요한 영향을 미친다는 것인데 우리가 3천여 개의 호르몬을 다 알 수는 없지만, 지금까지 알려진 호르몬이라도 제대로 알면, 최소한 급행열 차에 타게 되는 것 정도는 피해갈 수 있지 않을까 싶습니다.

네 번째 이야기 Point

진료실이 있는 호르몬 풍경

70대 여자 환자가 혈압이 저하되어 응급실로 실려 왔는데 이학 검사상 액모, 음모가 없으며 다산의 과거력이 있어 검사를 진행했는데 쉬한 증후군으로 코티솔 등의 부족한 호르몬을 보충하여 혈압도 회복하고 삶의 질도 개선된 증례가 있었으며, 성장기 아이가 또래보다 너무 키가 작아서 성장호르몬 검사를 했더니 성장호르몬 결핍증이 발견되어 성장호르몬 치료 중인 경우도 있습니다. 이러한 질환은 뇌하수체 기능 저하증의 일종입니다.

그런가하면, 출산하지도 않았는데 유즙분비가 되는 여성이 외래로 와서 프로락틴 수치를 검사했더니 상승해 있어서 뇌 MRI로 뇌하수체 선종을 확인하고 약물치료 중인 환자가 있으며, 어느 순간 결혼반지가 맞지 않는 중년의 남성이 외래로 찾아와서 보면 피노키오처럼 코가 커져 있고 손발이 커져 있으며 이마와 턱이 돌출된 전형적인 말단비대증의 모습을 보이는 경우도 있었습니다.

한편, 너무 어린 나이에 고혈압을 진단 받는다던지, 오히려 너무 많은 나이에 고혈압을 새로 진단 받는 경우에는 이차성 고혈압을 의심해 볼 수 있으며, 고혈압 약제를 충분히 처방함에도 고혈압이 조절되지 않는 저항성 고혈압의 경우에는 내분비성 고혈압을 의심하는데, 쿠싱증후군, 일차성 알도스테론증, 갈색세포종 등의 부신 질환을 검사합니다.

비만의 원인이 되는 지방도 다 나쁜 것이 아닙니다. 지방의 한 종류인 갈색지방은 저장된 에너지를 열로 방출하는 기능을 갖고 있어서 갈색 지방이 많은 환자의 경우 상대적으로 대사적으로 더 나은 상태를 보이기도 합니다. 최근에는 갈색 지방뿐만 아니라, 이와 유사한 베이지색 지방도 발견되었습니다.

또 제가 만났던 환자 중에 인슐린 치료를 오래 받아온 당뇨병 환자 분이 있었는데 자꾸 고혈당과 저혈당이 반복되어서 검사를 했더니 인슐린 항체가 발견되었습니다. 즉, 인슐린에 항체가 생겨서 인슐린이 항체에 결합하면 혈당이 올라가고 결합되었던 인슐린이 한꺼번에 쏟아져 나오면 저혈당이 발생했던 것입니다.

그렇다면 호르몬 관련 질환의 치료는 어떻게 이루어질까요? 그 기본원칙은 호르몬의 불균형을 되찾도록 해야 하는 것입니다. 즉 부족한 경우는 보충해주고 넘치는 경우는 줄여주어야 하는데, 단순히 이런 호르몬의 균형을 조정하는 방법 외에도 호르몬 저항성을 이해하고 호르몬 저항성을 치료해야 합니다. 즉, 당뇨병 및 대사증후군의 경우, 인슐린 저항성이 그 원인이 되기 때문에 인슐린 저항성을 개선하기 위한 많은 노력들이 있었습니다. 최근에는 근육의 질과 양을 향상시켜서 인슐린 저항성을 개선하려는 시도가 많이 있습니다. 또한 호르몬 관련 질환의 치료에 있어서 한 가지 호르몬의 문제로만 인식할 것이 아니라 다른 호르몬들과의 관련성을 고려하는 치료적 관점을 견지할 필요가 있습니다. 호르몬들은 서로 유기적으로 관련이 되어 있기 때문입니다. 한편, 이러한 호르몬들 간의 소통은 어떻게 이루어질까요?

우리 몸에 분비되는 주요 호르몬은 주로 뇌하수체, 갑상선, 부신, 췌장, 생식기 등에서 분비됩니다. 이러한 호르몬들은 서로 영향을 주면서 조절되는 것입니다. 특히 뇌하수체는 일명 오케스트라의 지휘자 같은 역할을 하는데 다른 호르몬을 분비하는 장기에 자극 호르몬을 통해서 조절합니다. 뇌하수체가 중앙부처의 역할을 하고 다른 장기들이 지방자치단체 같은 역할을 해서 유기적으로 조절되는 것이지요. 그 외에도 음성 또는 양성 되먹이기 방식으로 호르몬들은 서로 소통하고 있는 것입니다. 그래서 진료실을 찾아오는 환자들의 생생한 증상들을 호르몬적인 접근법으로 조망하면 아주 흥미로운 사실들을 찾아낼 수 있고 효과적인 치료도 이루어질 수 있습니다.

호르몬의 오해와 진실 조금 더 남겨진 궁금한 이야기

Q **호르몬 변화에 따른 체중의 변화가 있나요?**
A 쿠싱증후군은 코티솔이 많이 나오는 질환으로, 쿠싱증후군의 전형적인 모습은 복부에 지방이 과다 축적되고, 그에 비해 팔, 다리는 가는 형상입니다. 식욕호르몬인 그렐린이 과다 분비되면 체중증가로 이어질 수 있습니다. 호르몬의 종류에 따라서 체중의 변화가 올 수 있습니다. 성장호르몬이 부족하거나 성호르몬의 불균형이 있어도 체중의 변화가 발생될 수 있습니다. 따라서 체중의 변화가 있을 때 한번쯤 어떤 호르몬의 문제는 아닌지 고려할 필요가 있습니다.

Q **눈꺼풀이 떨리는 것도 호르몬의 영향 때문인가요?**
A 눈꺼풀은 외안근이라는 근육으로 조절됩니다. 만일 갑상선 기능 항진증이 있어 갑상선 호르몬이 과다하게 나오면, 외안근이 떨릴 수 있는데 이럴 때 눈꺼풀이 떨리는 증상이 발생할 수 있습니다. 그러나 눈꺼풀이 떨린다고 해서 모두 갑상선 기능 항진증이 의심되는 것은 아닙니다.

Q **매운 고추를 먹으면 뇌에서 어떤 호르몬이 나오나요?**
A 매운 고추에서 뇌를 자극하는 성분은 캡사이신이라는 물질입니다. 캡사이신이 뇌를 자극에서 베타 엔도르핀과 도파민을 분비시키는데 이 호르몬들은 교감신경을 자극하는 호르몬이며 극치감, 쾌감 등을 유발합니다. 그래서 우리 뇌는 어떤 특정한 미각에 의존성이 생길 수도 있는 것입니다.

Q **탈모 증상도 호르몬의 이상으로 생기는 것인가요? 어떤 호르몬에 의한 것인가요?**
A 일반적으로 탈모는 남성호르몬인 테스토스테론의 영향이라고 합니다. 또한 갑상선 호르몬이 과잉 분비되는 갑상선기능항진증 시에도 탈모가 동반될 수 있습니다. 또한 스트레스에 의한 호르몬의 변화가 원형탈모증을 유발할 수도 있습니다. 대개 탈모되는 부위와 양상이 호르몬에 따라 달라집니다. 그러므로 탈모가 일어나면 우선 어떤 호르몬의 이상인지를 먼저 파악해야 합니다.

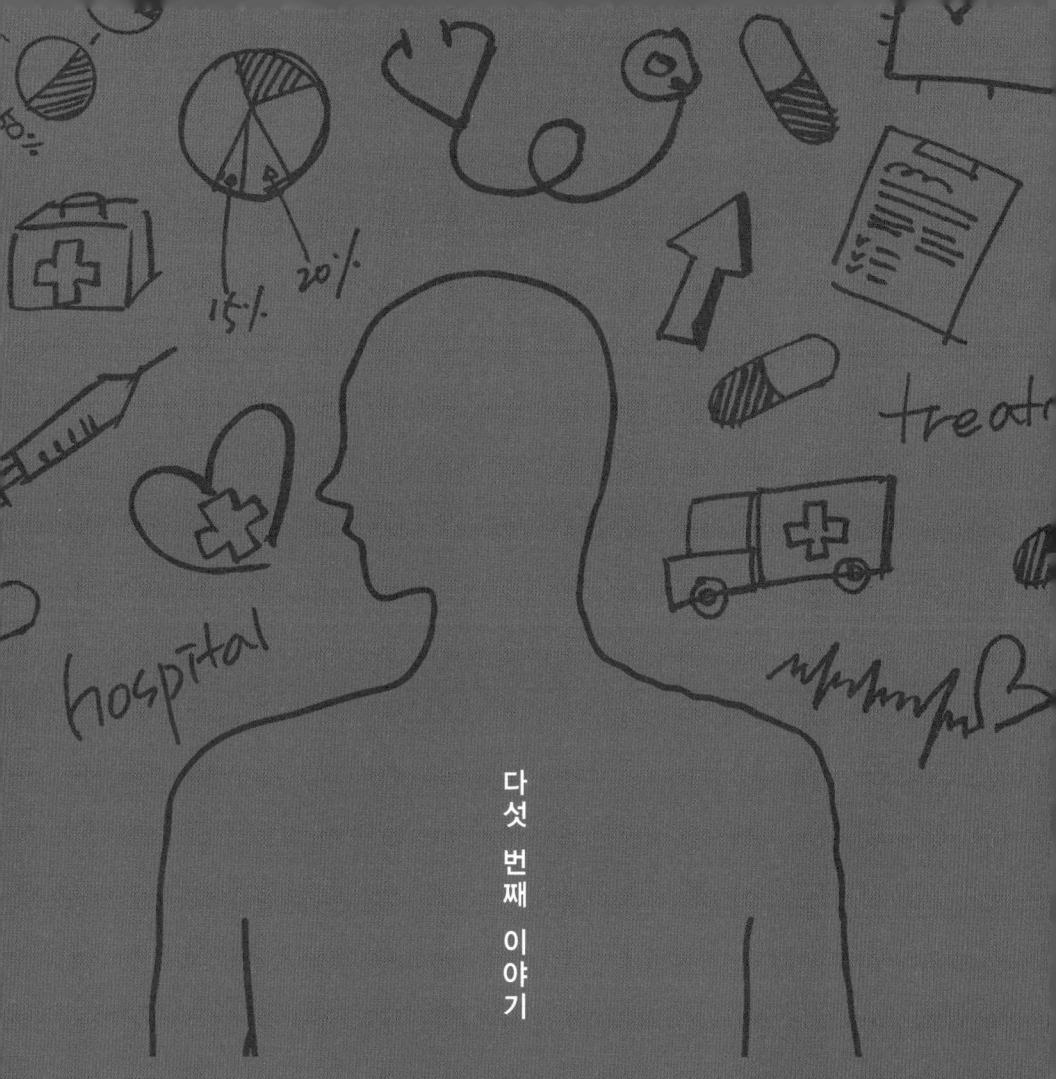

다섯 번째 이야기

건강한 당신을 위한
현명한 호르몬 관리

01 호르몬 요법과 노화혁명 이야기 · 02 호르몬 대체 요법 이야기
03 나만의 호르몬 관리 비법 이야기

그렇다면 건강을 위해
생활 속에서 호르몬 관리를
어떻게 해야 할지 알아보자!

건강한 당신을 위한
현명한 호르몬 관리

01 호르몬 요법과 노화혁명 이야기

예전에 보았던 영화가 생각납니다. '벤자민 버튼의 시계는 거꾸로 간다'는 영화인데요! 부자 부부의 아들로 태어날 때 노인의 외모로 탄생한 주인공 벤자민 버튼의 점점 젊어져가는 운명을 그리고 있는 영화입니다. 저는 이런 유의 영화나 소설을 보면서 도대체 노화란 무엇인가? 사람은 왜 늙어가는가? 우리는 노화를 멈추고 오히려 거꾸로 젊어질 수는 없는 건가? 하는 생각을 하게 되었습니다. 혹시 호르몬이야말로 우리가 꿈꾸는 불로장생의 열쇠는 아닐까요? 이미 서구에서는 호르몬을 통한 노화혁명에 대한 연구들을 많이 하고 있습니다.

호르몬은 생로병사와 노화와 직접적인 간접적인 영향을 미치는 물질입니다. 예전부터 호르몬이 발견되면서 호르몬을 통해 노화시계를 멈추고 심지어 거꾸로 가는 방법을 연구하고자 하는 비법을 많이 연구하고 있습니다. 그리하여 몇 가지 중요한 호르몬들을 대체하면 노화혁명을 이룰 수 있다고 생각하고 이런 서너 가지 호르몬을 마치 칵테일 하듯이 부족한 호르몬을 부족한 만큼 개인별 맞춤 치료를 하자는 시도가 있었던 거죠. 미래의

의학은 이제 4P의 시대라고 합니다. 질병을 예측(Prediction)하고, 질병을 예방하고(Prevention), 그러나 개인별로 맞춤형 치료(Personalization) 전략을 수립하고, 그 전략 안에서 환자들의 참여(Participation)을 유도해야 한다는 패러다임이 대세인 겁니다! 그래서 이런 패러다임에서 호르몬은 매우 중요한 역할을 하게 될 것이고 심지어 노화혁명이 아니더라도 어릴 때 젊은 시절에도 호르몬 상태를 평가하고 치료하고 관리하는 것이 중요하다고 생각합니다.

02 호르몬 대체요법 이야기

1) 호르몬의 이상은 어떻게 고칠 수 있을까요?

호르몬은 그리스어로 자극한다, 불러일으킨다는 말에서 유래되어 실제로 장기들의 기능을 조절하는 인체 내 화학물질입니다!
우리 몸에는 아주 다양한 호르몬들이 서로 유기적으로 연결되어 있습니다. 흥미롭게도 호르몬이라는 화학물질이 신체 장기의 기능을 조절하고 호르몬의 이상은 기능의 장애도 일으키지만 장기 구조의 파괴가 올 수도 있고 다시 악순환되어 호르몬 균형을 깨뜨립니다. 우리 몸에서 형태적, 생리적 상태를 안정된 범위 내로 유지하는 성질인 항상성이 무너진다는 것입니다. 더욱이 단순한 신체의 기능뿐만 아니라 우리의 감각과 사상과 감정까지도 지배한다는 것이 아주 놀라운 일입니다. 알고 보면 우리의 감정은 결국 단순한 화학물질의 영향일 수도 있다는 것입니다. 우리가 느끼는 행복, 우울, 비참, 사랑 그리고 증오까지도요!

최초의 호르몬 발견은 1902년, 베일리스와 스탈링에 의한 세크레틴 발견이었습니다. 그 후 1905년에 호르몬 이름이 명명되고 1921년, 또 하나의 역사적 호르몬인 인슐린의 발견이 밴팅과 베스트 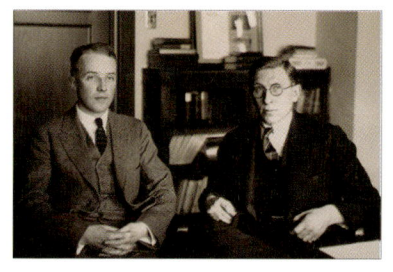 에 의해 이뤄집니다. 인슐린을 이용한 치료의 가능성이 발견되어 1923년 노벨의학상까지 수상하게 됩니다. 당뇨병을 전공하는 저뿐만 아니라 모든 의사들이 인슐린의 발견은 의학 역사상 가장 역사적인 사건 중의 하나! 라고 생각합니다.

좋은 음악을 연주하기 위해서는 하모니가 제일 중요하잖습니까?

한마디로 생로병사는 호르몬의 불협화음으로 이해하면 될 것이고 줄기세포 같은 궁극적인 치료법이 나오기 전까지는 호르몬이 매우 유용한 효과를 낼 수 있을 것입니다. 호르몬은 현재 생산이 가능하기 때문에 호르몬 칵테일 요법, 호르몬 주입 대체 요법이나 호르몬 분비를 조절하는 약물 요법 등으로 큰 효과를 기대할 수 있기 때문입니다. 예를 들어 인슐린이 부족한 경우 바로 인슐린을 주입할 수도 있지만 췌장에서 어느 정도 인슐린 분비 능력이 있으면 경구 혈당 강하제 중에서 췌장을 자극해서 부족한 인슐린 분비를 촉진하게 하는 것입니다.

2) 호르몬의 대체 요법 치료에서 주의해야 할 점은 무엇인가요?

호르몬 질환을 치료하는 기본 원칙은 부족한 호르몬을 인위적으로 보충해서 관리할 필요성이 반드시 있을 경우에만 시행한다는 것입니다. 가능한 부족한 호르몬을 대체해서 정상적인 수준까지 보완하는 것을 목적으로 하는 것입니다. 만일 호르몬이 과다하면 넘치는 호르몬에 의한 증상적인 치료와 함께 원인이 되는 호르몬을 적게 분비하도록 하는 치료를 하거나 필요하면 수술로서 호르몬 분비를 적게 분비되도록 합니다. 예를 들어 갑상선 호르몬이 적게 나오는 상황이라면 갑상선 호르몬을 보충해서 정상적인 수준까지 유지할 수 있도록 해야 하고, 만일에 갑상선 호르몬이 과다하게 분비되는 경우라면 원인을 찾아내서 호르몬 분비를 적게 하는 약물이라든지 경우에 따라 방사선 치료, 수술을 하는 경우도 있습니다. 이렇게 호르몬이 정상적인 수준으로 유지되면 호르몬의 과다 또는 결핍으로 인한 증상과 질환들이 치유되게 되는 것입니다.

그런데, 우리가 치료하는 호르몬은 자연적으로 동물에서 추출한 호르몬들을 역사적으로 사용하였는데 동물의 호르몬은 인간의 호르몬과 구조가 조금씩 달라서 제대로 완벽한 대체요법이 되지 않기도 하고 외부의 단백질이기 때문에 항체가 생기는 문제도 있었습니다. 그래서 인간의 호르몬을 사용하기도 하는데 추출한 사람이 갖고 있는 다른 질환들이 호르몬을 주입한 사람들에게 발생되는 심각한 문제들이 생기는 위험도 있었습니다. 현재는 대개의 호르몬들은 인공적으로 합성한 호르몬이고 인간의 호르몬의 화학구조와 같기 때문에 보다 정확하고 완벽한 임상결과 효과를 얻을 수 있습니다. 게다가 요즘은 몇 개의 아미노산만 변화시켜서 그 구조를 변경시킨 유전자 재조합 방식으로 제조된 호르몬들은 원래 인간의 호르몬 분자 구조와 똑같이 만들기도 하고 몇 개의 구조를 바꿔서 더 효과적인 호르몬 제제로 만들기도 합니다. 인슐린이 그 대표적인데 재조합방식의 호르몬들은 구조를 변경해서 반감기를 늘리기도 하는 것이죠. 대표적으로 인슐린의 경우 최근에 조금씩 구조를 변경하여 반감기를 늘려서 효과를 24시간, 심지어 72시간까지 나타나게 하여 인슐린 주사의 횟수나 다른 인슐린과 병합해서 인체 내의 정상적인 인슐린 분비 패턴을 근사하게 유지하게 하는 것입니다.

이렇게 호르몬 대체 요법 또는 호르몬을 적게 나오게 하는 치료를 하는 과정에서는 해당되는 호르몬뿐만 아니라 연관되는 다른 호르몬들의 상태를 주기적으로 측정하면서 치료의 단계를 조절해야 합니다. 정기적으로 호르몬을 검사하는 것이 중요하지만, 제일 중요한 것은 환자의 증상의 변화에 먼저 주의를 기울여야 하고, 또 호르몬 치료에 따른 부작용도 환자에게 설명하고 지속적으로 관찰하고 평가해야 합니다. 특히 스테로이드 호르몬 치료를 할 때 발생되는 혈당이나 혈압의 상승뿐만 아니라 백내장, 녹내장 등 다양한 부작용을 고려해야 하는 것입니다. 또한 성장호르몬 치료를 하게 될 때는 항상 종양 발생의 위험성을 고려한다든지, 여성호르몬 치료나 남성호르몬 치료를 하는 경우도 여성화, 남성화의 문제를 떠나서 심장 질환, 전립선 질환, 유방, 자궁 등의 관련된 질환에 대한 주의를 해야 하는 것입니다. 그러니까 결핍된 호르몬을 장기적으로 대체하는 호르몬 치료하는 경우에는 항상 호르몬의 부작용을 신경 써야 하는 것입니다. 호르몬은 전가의 보도가 아닙니다!

⓲ 나만의 호르몬 관리 비법 이야기

호르몬 주입 대체요법과 호르몬의 분비를 조절하는 약물 요법으로 현재로서 많은 효과를 얻을 수 있습니다. 그러나 무엇보다도 질병이 발생하기 전에 예방하는 차원에서는 호르몬 분비에 이상을 주는 나쁜 생활습관의 교정이 개인적으로는 필요하다고 생각합니다! 부족한 호르몬을 보충할 수 있는 식사와 운동 요법을 비롯한 전반적인 생활 습관의 개혁이 필요한 것입니다. 성장호르몬, 갑상선 호르몬, 성호르몬에 영향을 주는 음식과 운동에 대한 관심을 갖는 자세가 필요하고 또한 호르몬의 교란을 일으키는 운동과 식사를 주의해야 합니다. 한편, 국가나 사회적으로도 정책적인 결정도 필요합니다. 왜냐하면 식품첨가물, 환경공해 등 환경호르몬의 문제는 개인적으로 해결할 수 없기 때문입니다!

1) 이제 양보다는 식사의 질에 주목하세요!

식사도 호르몬의 측면에서 분석할 필요가 있습니다. 과식을 하면 스트레스 호르몬이 더 분비가 되어 비만이 악화되는 것은 많이 알려져 있습니다. 실제로 식사를 하면 교감신경이 항진되어서 스트레스 호르몬이 더 많이 나오게 되는데요. 그런데 양보다는 어떤 식사를 먹느냐가 중요합니다. 당지수가 높은 단순당, 정제된 탄수화물을 식사하면 식후 고혈당이 급격히 상승해서 인슐린 저항성이 올라가게 되거든요. 강수량이 같아도 집중호우가 오는 것처럼 같은 시간에 처리해야 할 혈당이 많아지는 겁니다. 또한 액상과당 트랜스지방들은 식욕호르몬 시스템에 감지되지 않아 식욕을 억제하지 못하고 계속 섭취하다 보면 칼로리 과잉이 됩니다. 환경호르몬 측면에서 식품첨가물이나 나쁜 방향에서 이미 유전자 조작 식품 등에 의한 호르몬 불균형의 문제는 차치하고서라도 이제는 식사의 종류에 관심을 가져야 합니다.

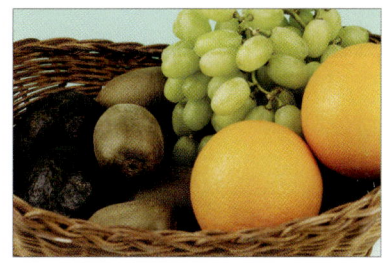

좋은 식품으로 대표적인 콩류 등이 갖고 있는 이소플라본, 식물성 에스트로겐의 효과를 염두에 두고 식사하시는 분들이 많아졌는데요, 아보카도 같은 과일도 지방 호르몬에 좋은 영향을 주고요! 경험적으로 남성호르몬을 많아지는 식사 등 호르몬을 개선하는 식품, 그리고 식욕호르몬 교란을 안정화시킬 수 있는 식사 등을 선택할 필요가 있습니다. 최근에 열발생 다이어트라고 해서 아이리신이라고 하는 근육에서 분비되는 백색지방을 갈색지방으로 바꿔주는 호르몬을 많이 나오게 하는 음식들도 고려해 볼 필요가 있습니다. 특히 지방도 갈색지방, 베이지색 지방 등 착한 지방이 존재한다는 것을 발견하면서 칼슘과 함께 섭취한 비타민D 또는 캡사이신이 많은 고추 등의 이런 지방을 활성화시키는 음식들도 관심이 높아지고 있습니다. 또한 산화성 스트레스가 체내에 생기면 여러 가지 호르몬의 균형이 깨질 수도 있습니다. 그러니까 이제부터 건강한 호르몬을 관리하려면 양보다는 질! 당지수, 항산화물질 등 식품에 포함된 성분에 관심을 갖도록 합시다!

2) 운동을 너무 어렵게 생각하지 마세요!

운동을 하면 여러 가지 질환들이 개선된다는 것은 의학적이 아니더라도 경험적으로 잘 알려진 사실입니다. 운동을 하면 남성호르몬, 성장호르몬이 활성화 된다는 연구결과도 있고요 인슐린 저항성이 좋아집니다. 그런데 운동을 하라고 환자들에게 얘기하면 운동을 너무 복잡하게 생각하는데 우리가 숨쉬기 운동을 하는 순간부터 지방은 연소되고 있는 겁니다! 물론 더 적극적인 운동습관이 필요합니다. 현대는 우리에게 운동할 시간과 마음의 여유를 앗아가고 있는데요. 생활 속에서 운동을 하고요 조깅이나 달리기 같은 운동도 물론 좋지만 빠르게 걷기만이라도 충분한 운동이 됩니다. 언제 어디서나 할 수 있는 운동이구요 운동의 강도가 무조건 높다가 좋은 것은 아닙니다. 심폐운동은 강도에 비례하지만 대사적으로 과격한 운동은 에너지원을 당분을 사용하게 되고 그러나 적당한 운동은 지방을 에너지원으로 사용해서 오히려 저강도의 운동을 지속적으로 일정시간 이상 하는 것이 좋습니다.

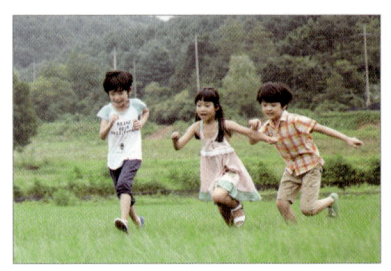

흔히들 운동을 얘기하면 유산소 운동을 많이들 강조합니다. 그러나 저는 유산소 운동도 중요하지만 근육운동도 강조하고 싶은데요. 몸짱 식스팩이 되라는 것은 아니고 근육량을 나이가 들어도 유지할 수 있게 특히 하체근육을 발달시킬 수 있는 스쿼트 같은 운동도 언제 어디서나 할 수 있어서 환자들에게 많이 강조하고 있습니다. 모든 대사질환을 뱃살과 허벅지의 투쟁이라고 하는 이유가 지방세포에서 분비되는 나쁜 호르몬을 하체 근육에서 분비되는 좋은 호르몬을 통해 인슐린 저항성의 균형을 찾자는 겁니다. 운동을 할 때 근육세포에서 많이 만들어지는 아이리신이라는 호르몬이 백색지방을 갈색지방화시켜 열발생을 유도한다는 사실은 이미 잘 알려져 있는데요! 실제로 10주간 운동을 한 사람의 혈중 아이리신 농도는 운동을 하지 않은 대조군의 2배에 이르는 것으로 밝혀졌습니다.

이제는 식사나 운동뿐만 아니라 아예 더 적극적인 생활습관의 변화를 주십시오. 생활 속에서 나름대로 스트레스를 줄이고 한 템포 느리게 생각하고 행동하고 멈춰야 비로소 보이는 것들도 있을 것입니다. 물론 멜라토닌을 위해서 충분한 수면도 취해야 하고, 스트레스 관리법을 자신만의 방법을 개발하세요. 커피 음주 흡연 등 결국은 부메랑이 되는 스트레스 해소법이 아니고 음악이나 갤러리에 가서 미술작품 감상, 반신욕 등 세로토닌이 많이 나오게 하는 건강한 스트레스 관리법 말이죠! 특히 반신욕은 대사적으로 체온을 올려서 지방대사에 효과가 있다고 저는 생각합니다. 그리고 우리가 늘 무심히 드시는 약 중에 뭔가 호르몬에 문제는 없는지 주의해야 하고요. 우리가 호르몬과 관계없다고 생각하는 일반적인 약제들 중에서 호르몬의 불균형을 초래할 수도 있는 약들이 있거든요. 환경호르몬 편에서 알아보았던 항생제라든지 위장관운동 관련 약제들이 그 대표적인 예라고 할 수 있습니다.

3) 호르몬을 위한 긍정적이고 적극적인 생활을 하세요!

자! 이제 식사 운동을 포함해서 더 적극적으로 일반적인 생활습관에서 호르몬의 균형점을 찾을 수 있는 종합적인 방법을 말씀드리겠습니다!
이름하여 건강한 당신을 위한 호르몬 6계명이라고 불러보겠습니다.

(1) 내 몸의 호르몬 균형을 위한 현명한 생활습관 6가지!

① 식사의 정규성을 유지하라!
규칙적인 식사 시간을 정해서, 과식하지 않고 매 끼니 적당한 양의 식사를 섭취하라.

② 균형 잡힌 올바른 식단을 구성하라!
5대 영양소를 충족할 수 있는 올바른 식단구성하고, 인스턴트, 패스트푸드 등 호르몬 교란 물질이 포함될 수 있는 잘못된 식단은 지양하라.

③ 규칙적으로 유익한 호르몬 분비를 위한 운동하라!
하루 30분씩 주 5회 이상 운동하고, 성장호르몬의 분비를 촉진할 수 있는 유산소 운동뿐만 아니라 중저강도 근육 운동과 스트레치 운동을 구성한 균형적인 자신만의 운동 프로그램을 만들자!

④ 양질의 수면을 준수하라!
늦어도 밤 11시 이전에 취침하여 충분한 수면시간을 확보하여 멜라토닌과 성장호르몬의 정규성을 견지하자.

⑤ 자신만의 건강한 스트레스 관리법을 확립하라!

근육을 이완시키고 스트레스를 줄여주는 명상, 반신욕, 음악 및 미술 감상 활용하여 세로토닌과 엔도르핀의 분비를 촉진하고, 반면에 음주, 흡연, 커피 등 카페인 음료 섭취는 일시적인 스트레스 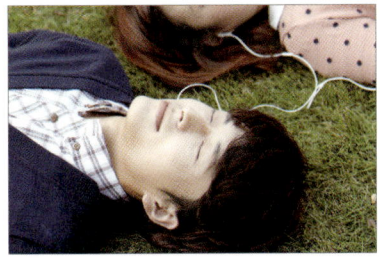 를 조절하는 것 같지만 이차적 스트레스 호르몬의 반격이 오기 때문에 절주와 금연하고 커피 등 카페인 섭취 조절하라!

⑥ 호르몬 균형에 영향을 줄 수 있는 약물들의 오남용을 경계하라!

특히 여성호르몬, 남성호르몬, 스테로이드 호르몬의 장기복용 시에 부작용의 문제에 주의하고 무심히 복용하는 약물들이 호르몬에 미칠 수 있는 영향을 경계하라!

한 가지 더 덧붙여 말하고 싶은 것은 호르몬의 이상은 하나의 노화 과정에서 자연스런 일이라는 것을 인정해야 한다는 것이고, 현재의 호르몬 대체요법은 그 과정을 부드럽게 연장하는 느낌으로 받아들여 주시면 좋겠습니다. 이제는 우리의 몸에서 속삭이고 때로 부르짖는 호르몬의 이야기를 외면하지 말고 귀담아 들어주시길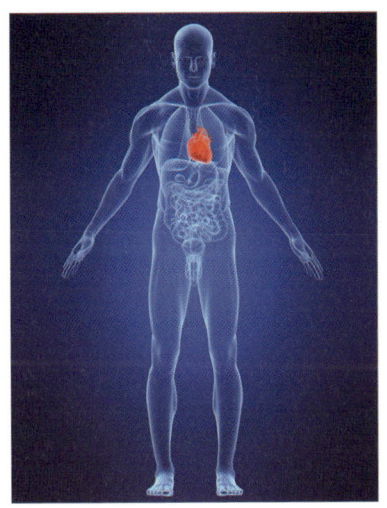

바랍니다! 그런 호르몬의 이야기를 경청할 때 비로소 본인과 가족들을 이해하고 건강을 볼 수 있게 되리라고 확신합니다!

다섯 번째 이야기 Point

건강한 당신을 위한 현명한 호르몬 관리

그렇다면 건강을 위해 생활 속에서 호르몬 관리를 어떻게 해야 할지 알아보자!

호르몬은 생로병사와 노화에 직접적, 간접적인 영향을 미치는 물질이며, 예전부터 호르몬을 통해 노화시계를 멈추고 심지어 거꾸로 가는 방법을 연구하고자 많은 시도들과 연구들이 있습니다.

호르몬이 부족할 경우, 다양한 호르몬들의 보충 요법을 시행합니다. 호르몬 보충 요법 시에는 호르몬의 적정 범위 유지가 가장 중요하며 부작용을 예방할 수 있는 길이므로 반드시 정기적으로 병원을 방문하셔야 하며, 주치의와 치료 계획을 상담하셔야 합니다.

그렇다면 호르몬은 어떻게 관리해야 할까요?

첫째, 식사의 질에 주목하십시오. 어떤 식사를 먹느냐가 중요한 이유는 식후에 방출되는 호르몬이 혈당을 결정할 뿐만 아니라, 식욕도 결정하기 때문입니다. 음식에 따라 먹어도 배고픔을 계속 느끼는 음식이 있는데, 액상과당, 트랜스지방이 그 대표적인 음식입니다. 이런 음식은 피하십시오.

둘째, 운동을 너무 어렵게 생각하지 마십시오. 운동의 장점은 인슐린 저항성 개선, 성호르몬, 성장호르몬 활성화 등등 많지만 많은 환자분들이 운동은 하기 어렵다고 지레 짐작하십니다. 생활 속 운동 방법을 찾아서 쉽게 꾸준히 할 수 있는 운동을 선택하세요. 빠르게 걷기가 가장 좋은 대안이라고 생각하는데, 운동의 강도가 무조건 높아도 좋은 것이 아니어서 저강도의 운동을 지속적으로 일정시간 하시는 것이 대사적인 측면에서 도움이 됩니다.

셋째, 호르몬을 위해 긍정적이고 적극적인 생활을 하십시오. 호르몬을 위한 6계명을 숙지하셔서 건강하고 활기찬 생활을 영위하시기 바랍니다. 우리 일상의 지구를 떠받들고 있는 호르몬이라는 아틀라스를 명심하십시오!

호르몬의 오해와 진실 조금 더 남겨진 궁금한 이야기

Q **여자도 운동하면 남성호르몬이 나오나요?**
A 운동 시 안드로겐 등의 호르몬이 나와서 근육량 증가에 도움을 줍니다. 안드로겐은 남성호르몬의 일종입니다. 또한 여성에서도 매우 적은 양이긴 하지만 부신피질에선 코티솔과 알도스테론 말고도 성호르몬도 분비하고 있습니다. 그러나 여성에겐 남성호르몬을 여성호르몬으로 전환하는 효소도 가지고 있기 때문에 정상적으로 여성에서는 일정 농도 이상으로 남성호르몬이 분비되지는 않습니다.

Q **배고픔을 느끼는 것은 호르몬의 작용인가요?**
A 배고픔을 느끼는 것은 많은 작용들이 함께 이루어지는 것이지만, 그중에서 그렐린이라고 하는 호르몬이 증가하는 것도 배고픔을 느끼게 합니다. 식욕을 조절하는 메커니즘은 매우 복잡해서 한 개의 호르몬으로 설명할 수는 없습니다. 다양한 호르몬들과 감각들이 어우러져 배고픔을 느끼고 포만감을 만들어 내는 것입니다.

Q **성장호르몬이 제일 많이 나오는 시간은 언제인가요?**
A 성장호르몬은 수면, 운동 등의 시간에 많이 나오는데 특히 밤의 수면 중 REM 수면 주기에 맞춰서 박동성 분비를 합니다. 이것은 우리 뇌 속의 송과선에서 분비되는 멜라토닌의 영향 때문입니다. 우리 주변의 빛의 밝기가 일정 수준으로 떨어지게 되면, 송과선에서 멜라토닌이 분비가 되고, 일정 시간이 경과하게 되면 성장호르몬 뿐 아니라 밤중에 주로 분비되는 여러 호르몬의 분비가 일어나게 되는 것입니다. 그래서

잠을 자더라도 숙면을 해야 성장호르몬의 분비가 왕성합니다. 이 밖에도 성장호르몬의 분비에는 식사의 종류와 운동 등 여러 가지 요인들이 작용합니다. 낮 동안에는 운동할 때 성장호르몬이 많이 분비되는데, 20~30분 이상 꾸준히 하는 운동을 해야 성장호르몬이 잘 분비되니까 지속적으로 할 수 있는 운동을 해야 합니다. 즉, 성장호르몬을 많이 분비하기 위해서는 충분한 수면과 규칙적인 운동이 매우 중요합니다.

Epilogue

호르몬 타임머신을 통해서
벤자민의 시간 여행을 떠나며

어느새 제가 준비한 다섯 개의 이야기를 마쳐야 하는 시간이 되었군요. 늘 이런 작별의 시간은 어색하면서도 아쉬운 단상이 슬며시 일렁거리는 순간입니다.

사실 전혀 다른 새로운 호르몬 이야기를 하고 싶었는데 얼마나 저의 시도와 진정성이 담겨졌을지, 그리고 호르몬의 세계를 이해하시는 데 도움이 되었을지 모르겠습니다.

이 작은 책자가 많은 사람들에게 눈에 보이지 않지만, 호르몬이 얼마나 중요한지 새삼 느낄 수 있고, 그리하여 우리가 호르몬을 왜 알아야 하는지를 인식하게 되는 소중한 계기가 되어 준다면 감사하게 생각합니다. 아직 호르몬의 세계가 다 밝혀진 것이 아니고 과거의 진리라고 생각했던 것들은 자꾸 바뀌고 있습니다. 이 책자에 제가 쓴 글들도 언젠가는 새로운 해석이 필요하겠지요. 아이작 뉴턴이 말했듯이, 진리라는 거대한 대양이 펼쳐져 있는데 우리는 그 바닷가에서 매끈한 돌이나 예쁜 조개껍질을 찾고 즐거워하는 소년일 뿐일지도 모르겠다는 생각이 설핏 들었습니다.

우리가 우리 몸의 호르몬을 파악하고 있는 것도 빙산의 일각일 뿐입니다. 어떤 호르몬이 어떻게 작용하는지 다 알지 못합니다. 우리 몸은 호르몬 덕에 평범하지만 위대하게 자동 조절되어 가는 것입니다.

그래서 우리는 이제 호르몬의 이야기를 겸손하게 경청해야 한다고 생각합니다. 호르몬은 아는 만큼 보이기 때문입니다. 따라서 이제 이런 호르몬의 베일을 조금씩 벗겨내고 그 정체를 알게 되면 비로소 건강이 보이지 않을까 저는 생각합니다! 그리고 진료실에서 여러 환자들이 호소하는 다양한 증상들을 그것이 단지 일반적인 검사에서 정상 범위에 있다고 해서 반드시 정상인이라고 치부하고 계속 문제가 없다고 생각하는 것은 또 다른 우리의 오만일 수도 있습니다. 그래서 저는 다시 한 번 호르몬의 중요성을 인식하고 계속 호르몬에 대한 천착을 하기 위해 떠나려 합니다.

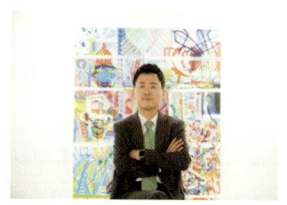

2014년 12월 **안 철 우**

호르몬 사전
쉽게 찾아보는 대표적인 호르몬들

ㄱ

가스트린
위의 유문부 점막에 존재하는 G세포에서 분비되는 호르몬이다. 위산 분비, 이자액 생산을 유도하고 위, 소장, 대장의 움직임을 촉진한다.

갑상선자극호르몬
뇌하수체 전엽에서 분비되는 호르몬으로 갑상선에 작용하여 갑상선호르몬의 합성과 분비를 유도하는 호르몬이다.

갑상선자극호르몬 방출호르몬
시상하부에서 분비되는 호르몬으로 뇌하수체의 갑상선자극호르몬을 조절하는 작용을 한다.

갑상선 호르몬
갑상선에서 분비되는 호르몬으로 신체의 기초 대사를 조절한다. 티록신(thyroxine, T4), 삼요오드티로닌(triodothyronine, T3)가 있다.

그렐린
위에서 분비되는 호르몬, 공복 호르몬(hunger hormone)이라고도 하며, 뇌에서 신경전달물질로 작용하여 식욕조절 기능을 한다.

글루카곤
췌장 랑게르한스섬의 α세포에서 분비되는 펩티드 호르몬으로, 인슐린 길항 호르몬으로서 글리코겐 분해, 당신생을 촉진하는 작용을 한다.

ㄴ

노르아드레날린
부신으로부터 혈액으로 방출되는 호르몬이며, 시냅스 전달 사이에 노르아드레날린 작동성 뉴런으로부터 방출되는 신경 전달 물질이다. 노르에피네프린이라고도 한다

노르에프네프린
부신수질에서 분비되는 호르몬으로 에피네프린과 유사한 교감신경계의 신경전달물질로, 에피네프린에서 N-메틸기가 떨어진 물질이다.

뉴로펩티드 와이
척추동물의 중추 및 말초 신경계에 널리 분포하는 신경펩타이드로서, 교감신경계에서는 혈압 조절. 중추신경계에서는 내분비나 자율신경 제어, 섭식행동이나 기억 등에 관여한다.

ㄷ

도파민
신경전달물질 중 하나로 노르에피네프린과 에피네프린 합성체의 전구물질이다. 동식물에 존재하는 아미노산의 하나이며 뇌신경 세포의 흥분 전달 역할을 한다.

ㄹ

레닌
신장의 방사구체 세포에서 분비되어, 혈압 조절에 관여하는 안지오텐센을 활성화하는 단백질 분해 효소의 일종이다. 신장의 혈류량 변화에 따라서 분비가 조절된다.

렙틴
지방세포에서 분비되는 체지방을 일정하게 유지하기 위한 식욕 억제 단백호르몬으로, 뇌에 작용하여 식욕을 억제하고 체내 대사를 활발하게 하는 역할을 한다.

ㅁ

멜라토닌
송과선에서 생성, 분비되는 호르몬으로 밤과 낮의 길이나 계절에 따른 일조시간의 변화 등과 같은 광주기를 감지하여 생식활동의 일주성, 연주성 등 생체리듬을 조절한다.

ㅂ

부갑상선 호르몬(파라트로몬)
부갑상선에서 분비되는 칼슘대사 조절 호르몬으로, 파라토르몬으로도 알려져 있다.

부신피질호르몬자극호르몬
뇌하수체에서 분비되는 호르몬으로 부신피질에서 부신피질 호르몬 분비를 조절하는 작용을 한다.

부신피질호르몬자극호르몬 방출호르몬
시상하부에서 분비되는 호르몬으로 뇌하수체 전엽의 부신피질 자극호르몬 분비를 조절하는 작용을 한다.

ㅅ

생식선자극호르몬 방출호르몬
시상하부에서 분비되는 호르몬으로 뇌하수체 전엽을 자극하여 생식선 자극 호르몬을 분비시키는 작용을 한다.

세로토닌
십이지장 점막에서 분비되는 소화관 호르몬으로, 췌장액 분비를 촉진하는 역할을 한다.

세크레틴
십이지장 점막에서 분비되는 소화관 호르몬으로, 췌장액 분비를 촉진하는 역할을 한다.

성장호르몬(GH)
뇌하수체 전엽에서 분비되는 호르몬의 하나로 생물체의 성장을 촉진하는 호르몬으로, 체내에서 뼈, 연골 등의 성장뿐만 아니라 지방 분해와 단백질 합성을 촉진시키는 작용을 한다.

성장호르몬 방출호르몬
시상하부에서 분비되는 호르몬으로 뇌하수체의 성장호르몬 분비를 조절하는 작용을 한다.

소마토메딘
뇌하구체 성장호르몬에 의해 간에서 만들어지는 호르몬으로 성장호르몬의 골격조직 작용에 중개를 하는 역할을 하며, 연골조직이 황산염(sulfate)과 티미딘(thymidine)을 받아들이는 것을 촉진하여 직접적으로 몸의 성장을 촉진하는 작용을 한다.

소마토스타틴
위, 장, 이자의 델타세포에서 분비되는 호르몬으로, 성장호르몬, 췌장의 인슐린, 글루카곤, 위의 가스트린 등 여러 호르몬의 분비를 억제하는 작용을 한다.

ㅇ

아드레날린
부신수질에서 분비되는 호르몬으로 에피네프린이라 불리는 경우가 많다. 아드레날린이 분비되면 교감신경이 흥분할 때와 같은 효과가 생긴다.

안드로겐
남성 생식계의 성장과 발달에 영향을 미치는 호르몬의 총칭으로 남성호르몬이라고도 한다.

안지오텐시노겐
안지오텐신의 전구체로서 혈관벽의 수축을 일으키고 말초 혈관상의 저항을 증가시켜 혈압을 상승시키는 작용을 한다.

안지오텐신
혈관 평활근에 직접 작용하여 혈관수축 등의 생리작용을 야기시키고, 알도스테론의 분비를 촉진시켜 나트륨 저류를 가져와 혈압을 상승시키는 작용을 한다.

알도스테론
무기질코르티코이드로서 부신피질에서 분비되는 스테로이드 호르몬이며, 나트륨 이온의 재흡수와 칼륨 이온의 배출 증가를 통해 체내 염분과 수분 평형 조절 및 혈압 조절에 중요한 역할을 한다.

에리쓰로포이에틴(적혈구생성인자)
신장에서 생산되는 당단백 호르몬으로, 조혈조직에 작용하여 적혈구 생성을 촉진한다.

에스트로겐
스테로이드 호르몬 중의 하나로, 대표적인 여성호르몬으로 생식주기를 조절하는 역할을 한다. 주로 난소의 여포와 황체에서 형성, 분비된다. 스테로이드 호르몬 중의 하나로, 여성의 2차 성징에 매우 중요한 역할을 하는 여성 성호르몬 중에서 가장 중요한 역할을 하는 호르몬이다.

에스트라디올
여성에 주로 존재하는 성호르몬으로, 에스트로겐 중 가장 강력하고 대표적인 호르몬이다.

에피네프린
부신수질에서 분비되는 호르몬으로 중추로부터의 전기적인 자극에 의해 교감신경의 말단에서 분비되는 신경전달 물질로, 혈당의 상승작용, 심박출량 증가 등의 작용을 한다.

여포자극호르몬(FSH)
뇌하수체 전엽에서 분비되어 난소의 여포의 성숙을 촉진하는 호르몬이다.

옥시토신(oxytocin)
뇌하수체 후엽에서 분비되는 호르몬으로, 출산 시 여성의 자궁의 수축을 촉진하고, 유선에 작용하여 젖의 분비를 촉진하는 기능을 가지는 신경성 뇌하수체호르몬의 일종이다.

융막생식선자극호르몬
태반의 융모세포에서 분비되는 생식선 자극 호르몬으로, 임신을 유지하는 데 반드시 필요한 생식선 호르몬 중 하나인 프로게스테론의 분비를 자극하여 지속적으로 두터운 자궁벽을 유지할 수 있게 한다.

인슐린
이자의 랑게르한스섬의 베타세포에서 분비되는 펩타이드 호르몬으로, 생체 내에서 포도당 대사를 조절하여 혈액 속의 포도당의 양을 일정하게 유지시키는 역할을 한다.

인슐린 유사 성장인자
인슐린과 구조가 비슷한 펩타이드 호르몬으로, 성장호르몬의 자극에 의해 주로 간에서 생성된다. 연골세포의 증식이나 단백질 생합성에서 성장호르몬의 작용을 매개하는 역할을 한다.

인크레틴
위장관에서 분비되어 혈당이 올라가거나 음식물을 먹으면 췌장을 자극해 혈당 상태에 따라 인슐린의 분비를 촉진하고, 글루카곤의 분비를 억제하며 식욕을 감소시키는 장관유래 호르몬으로 지아이피와 지엘피-1 등이 있다.

ㅋ

카테콜아민
부신수질에서 분비되는 카테콜아민은 교감신경자극전달물질로 부신수질 교감신경계기능을 고찰하는 중요한 지표이다.

칼시토닌
갑상선에서 생성되는 호르몬으로, 부갑상선 호르몬과 함께 혈액 속의 칼슘과 인의 농도를 조절하는 역할을 한다.

칼시트리올
비타민D의 호르몬 활성형태이며, 칼슘 및 인의 농도를 조절한다.

칼시페롤
비타민D. 혈액 속의 칼슘과 인의 흡수를 도와, 뼈를 튼튼하게 만드는 작용을 한다.

코티솔
당질코르티코이드로서 부신 피질에서 분비되며 급성 스트레스에 반응해 부신피질에서 분비되는 스테로이드 호르몬으로, 스트레스에 대항하는 신체에 필요한 에너지를 공급해 주는 역할을 하는 스테로이드 호르몬이다.

콜레시스토키닌
지방과 단백질 소화를 돕는 위장관계 단백호르몬으로, 장관에서는 담낭을 수축시켜 담즙을 분비시키고, 췌장의 소화효소 분비를 촉진한다.

ㅌ

테스토스테론
주로 정소의 간질세포에서 생성, 분비되는 호르몬으로 대표적인 남성호르몬이다. 남성 성기의 발육을 촉진하고, 제2차 성징을 발현시킨다.

트롬보포이에틴(혈소판생성인자)
조혈조직에 작용하여 거핵구가 혈소판으로의 증식, 분화하는 데 필요한 호르몬이다.

티록신
갑상선에서 분비되는 호르몬 중 하나로 신체의 기초 대사를 조절한다.

ㅍ

파라트로몬
부갑상선에서 분비되는 칼슘대사 조절 호르몬으로, 부갑상선호르몬으로도 알려져 있다.

프로게스테론
스테로이드 호르몬 중의 하나로, 에스트로겐과 함께 대표적인 여성호르몬이다. 난소의 황체, 태반에서 생성, 분비되어, 생식주기를 조절하는 역할을 한다. 특히 임신 시 자궁 내막을 증식시키며, 분만까지 임신을 유지하는 역할을 한다.

프로락틴
유선의 발육, 유즙 분비, 황체 자극, 전립선과 정낭의 발육을 촉진시키는 작용을 하는 호르몬이다.

ㅎ

항이뇨호르몬(ADH)
시상하부에서 만들어지고 뇌하수체 후엽에서 저장, 분비되는 펩티드 호르몬이다. 신장에서 물을 재흡수하거나 혈관을 수축시키는 기능을 한다.

환경호르몬
호르몬을 분비하는 내분비계에 혼란을 주어 인체의 항상성을 방해하는 물질로, 우리 몸에서 정상적으로 만들어지는 물질이 아니라, 산업 활동을 통해 생성, 분비되는 화학 물질이다.

황체형성호르몬(LH)
남성과 여성의 생식샘을 성숙시키는 당단백 호르몬이다. 특히 여성의 몸이 황체를 만들도록 한다.

호르몬 백과

증상으로 알아보는 10대 호르몬 질환

간단하게 호르몬 질환들을 증상 위주로 알아보았습니다. 어? 나도 이런 것이 있는데 하시는 분들! 참고해주시고요! 반드시 전문의와 상담하시길 바랍니다.

뇌하수체 기능저하가 오는 쉬한증후군

- **증상:** 뇌하수체 호르몬 결핍으로 인한 증상이 발생할 수 있다. 유즙분비 호르몬의 결핍으로 출산 후 모유 수유가 되지 않으며, 성선자극호르몬의 결핍으로 불임, 무월경이 있을 수 있고, 심할 때에는 뇌하수체 호르몬이 모두 부족한 범뇌하수체기능저하증도 나타날 수 있다.
- **병인:** 분만 시 과다 출혈로 인해 뇌하수체가 허혈성 손상을 입어서 생기는 뇌하수체 기능 저하증으로 뇌하수체가 70~80% 정도 파괴되어야 기능부전이 발생한다.
- **진단:** 분만 후 뇌하수체 기능 저하로 인한 증상이 발생할 경우 뇌하수체 호르몬 검사를 통해서 확인할 수 있다.
- **치료:** 부족한 호르몬 보충요법을 실시한다.

출산도 안 했는데 황당하게 유즙이? 고프로락틴 혈증

- **증상:** 여성에게는 무월경이나 불규칙적인 월경, 임신이나 수유기간이 아닌데 유즙 분비가 있을 수 있고, 남성에게는 발기부전, 체모, 근육량 소실이 있을 수 있다. 종양이 있는 경우에는 두통이나 시야장애가 있을 수 있다.
- **병인:** 혈액 내에 프로락틴이 과다하게 존재하는 것을 의미하며, 프로락틴을 분비하는 종양이 뇌하수체에 있거나, 호르몬을 분비하지 않는 다른 뇌종양이 있는 경우, 또 일부 약제를 복용하는 경우에도 혈중 프로락틴 수치가 증가할 수 있다.
- **진단:** 혈액검사를 통해 진단하며, 뇌하수체 종양을 확인하기 위해서는 뇌하수체 MRI를 시행한다.
- **치료:** 프로락틴 분비종양의 경우 대부분 약물치료로 호전되며, 일부 수술적 치료 혹은 방사선 치료가 필요하다.

피노키오의 코? 말단비대증

증상: 손, 발이 커져 장갑이나 신발이 맞지 않게 되고, 광대뼈와 이마, 턱이 돌출되는 등 특징적인 얼굴 모습을 지니게 된다. 또한, 당뇨병, 고혈압 등이 잘 동반된다.

병인: 대부분 뇌하수체 종양으로 인해 성장호르몬이 과잉 분비되어 신체 말단의 뼈와 연부조직이 과도하게 증식되는 병이다.

진단: 혈액검사를 통해 진단하며, 뇌하수체 종양을 확인하기 위해서는 뇌하수체 MRI를 시행한다.

치료: 수술적 치료가 가장 좋은 치료방법이며, 수술이 불가능하거나 수술 후 재발한 경우에 약물치료 및 방사선 치료를 할 수 있다.

보름달 얼굴과 무소등의 쿠싱병과 쿠싱증후군

증상: 체중증가, 특히 뱃살이 늘고 팔다리는 가늘어지는 거미와 같은 체형, 보름달 모양의 얼굴, 고혈압, 이상지질혈증, 다모증, 안면 홍조, 골다공증, 당뇨 등이 나타난다.

병인: 뇌하수체 선종, 부신 종양, 부신 과증식, 이소성 부신피질자극호르몬 분비증, 과도한 코티솔 투여로 인한 의인성 쿠싱증후군 등 여러 가지 원인에 의해 혈액 내 코티솔 수치가 정상보다 증가하게 되는 병이다.

진단: 혈액검사, 호르몬 억제검사 등를 통해 진단하며, 원인 감별을 위해 복부 CT나 뇌하수체 MRI가 필요할 수 있다.

치료: 원인에 따라 수술적 치료, 방사선 치료 혹은 약물 치료를 한다.

여성질환의 대세! 갑상선의 기능 항진 및 저하 질환

그레브스 갑상선염(기능항진)

증상: 갑상선 호르몬 과다로 인한 증상이 발생한다. 식욕이 왕성함에도 불구하고 오히려 체중은 감소하고, 더위를 참지 못하고, 맥박이 빨라지며, 두근거림, 손 떨림이 나타날 수 있다. 피로, 불안, 초조함이 나타날 수 있고 근력약화로 인한 근육마비가 올수 있다. 눈이 튀어나오는 안병증으로 인한 안구 건조증, 각막염, 복시 등의 증상이 나타날 수도 있다.

병인: 갑상선 자극 호르몬 수용체에 대한 항체로 인해 발생하는 자가면역 질환으로 갑상선 기능 항진증을 유발한다.

진단: 채혈 검사를 통해서 갑상선 호르몬 농도 및 갑상선 자가면역 항체를 확인하여 진단할 수 있다.

치료: 갑상선 호르몬의 생산을 억제하는 항갑상선제를 복용하여 치료한다. 약물 치료에 실패하거나, 약물 치료를 할 수 없을 때에는 갑상선을 절제하는 수술 요법이나 방사선요오드 치료를 통하여 갑상선을 파괴하는 치료를 할 수 있다.

하시모토 갑상선염(기능저하)

증상: 갑상선의 염증으로 인하여 갑상선이 커질 수 있고, 대개 단단하게 만져진다. 갑상선 기능 저하로 인한 증상이 생길 수 있는데, 부종이 생기고, 피부는 건조하고 거칠어지며, 머리카락은 건조하고 윤기가 없고, 식욕이 저하되는 데에도 불구하고 체중이 증가하며, 장운동이 감소하여 변비가 올 수 있으며, 추위를 잘 타게 된다. 기억력이 저하되고 정신과적으로 우울증 증상이 동반될 수 있다.

병인: 자가면역성 원인으로 인하여 면역세포가 갑상선에 다수 침착하여 염증을 일으켜 갑상선을 파괴하는 질환으로, 결국 갑상선 기능 저하증이 나타날 수 있는 질환이다.

진단: 채혈 검사를 통해서 갑상선 기능검사 및 갑상선 자가면역 항체를 확인하고 특징적인 임상증상이 있으면 진단할 수 있다.

치료: 갑상선 호르몬 보충요법을 통해 치료 가능하다.

국민병 당뇨병 대란!

증상: 고혈당이 심하지 않으면 증상이 없는 경우가 대부분이어서 당뇨병이 있더라도 자가증상이 없어서 진단이 늦어지는 경우가 많다. 고혈당이 심해지게 되면 갈증이 나서 물을 많이 마시게 되고, 소변량이 늘어 화장실에 자주 가게 되고, 체중이 빠지는 증상이 생길 수 있다. 당뇨병이 치료되지 않고 오래 지속될 경우 이로 인한 급성, 만성 합병증이 생길 수 있으며, 대표적으로 당뇨병성 망막병증, 신경병증, 신병증, 심혈관계 질환 등이 발생할 수 있다.

병인: 인슐린의 분비량이 부족하거나, 인슐린이 제대로 작용하지 못하여 혈중 포도당의 농도가 높아지는 고혈당이 발생하고, 고혈당으로 인하여 여러 증상 및 증후를 일으키고, 고혈당으로 인한 다양한 합병증이 발생하는 질환이다. 제 1형 당뇨병과 제 2형 당뇨병으로 크게 나눌 수 있다.

진단: 혈액검사를 통해서 진단할 수 있다. 8시간 이상 금식 후에 측정한 혈당이 126mg/dL 이상이거나, 경구 당부하 검사에서 2시간 후 혈당이 200mg/dL 이상인 경우 당뇨병을 진단할 수 있다. 또한 물을 많이 마시거나 소변이 많아지고 체중이 감소하는 당뇨병의 전형적인 증상이 있으면서 식사와 무관하게 측정한 혈당이 200mg/dL 이상이어도 당뇨병으로 진단할 수 있다. 또한 당화혈색소 수치가 6.5% 이상이어도 당뇨병으로 진단할 수 있다.

치료: 당뇨병의 타입에 따라서 치료가 달라질 수 있다. 제 1형 당뇨병의 경우에는 인슐린 치료가 필수적이다. 제 2형 당뇨병의 경우에는 생활 습관 교정을 기본으로 하고 추가로 약물 투여가 필요할 수 있다.

현대 남녀노소 피해갈 수 없는 비만

증상: 비만 자체의 증상은 특이적이지 않으나, 비만할 경우 다양한 내분비 동반질환이 있을 수 있으며, 이로 인한 증상이 발생할 수 있다.

병인: 체내에 지방조직이 과다한 상태를 말하며, 체질량지수(BMI)가 25mkg/m2 이상인 경우를 비만으로 정의한다. 오랜 기간에 걸쳐 에너지 소비량에 비하여 에너지 섭취가 과다할 경우 에너지 불균형에 의해 비만이 유발된다.

진단: 체질량지수(BMI=kg/m2)가 25 이상인 경우 진단한다.

치료: 에너지 섭취량보다 에너지 소비량을 늘리는 것이 기본이다. 생활습관을 개선하여 식사량을 줄이고, 운동량을 증가시키는 것이 중요하다. 식이 요법은 칼로리 섭취를 줄이고 매일 30분 이상의 운동이 도움이 된다. 이에 추가적으로 약물요법도 병행할 수 있으며, 심한 비만일 경우에는 위조절 밴드 수술, 위 소매 절제술, 루엔와이 위우회술 등의 수술적 치료 또한 도움이 될 수 있다.

성인병의 종합세트: 대사증후군

증상: 대개는 무증상이나, 대사 증후군 각 구성요소에 따른 증상이 나타날 수 있다.

병인: 만성적인 대사장애로 인하여 내당능 장애, 고혈압, 고지혈증, 비만, 심혈관계 동맥경화등의 여러 가지 질환이 한꺼번에 나타나는 증후군.

진단: 아래의 기준 중 3가지 이상에 해당되면 대사 증후군으로 진단할 수 있다.

1) 중심 비만: 남자의 경우 허리둘레가 90cm 이상, 여자의 경우 80cm 이상
2) 고중성지방 혈증: 중성지방이 150mg/dL 이상
3) 고밀도지단백 콜레스테롤이 낮을 경우: 남자의 경우 40mg/dL 미만, 여자의 경우 50mg/dL 미만
4) 공복혈당이 100mg/dL 이상이거나 이전에 2형 당뇨를 진단받은 경우
5) 고혈압: 수축기 혈압이 130mmHg 또는 이완기 혈압이 85mmHg 이상이거나, 고혈압약을 복용하고 있는 경우.

치료: 기본적으로 식이요법, 운동요법을 포함한 생활습관 개선을 통해 적정 체중을 유지하는 것이 중요하다. 이에 추가로 위의 대사증후군 각 구성 요소에 대한 개별적 치료를 해야 한다.

바람난 무처럼 뼈에 구멍이? 골다공증

증상: 대부분 증상은 없지만, 골다공증이 심해지면 골절이 발생할 수 있고, 골절로 인한 증상이 발생할 수 있다.

병인: 뼈의 양이 감소하고 질적인 변화로 인하여 뼈의 강도가 약해져서 골절이 일어날 가능성이 높아지는 질환이다. 주로 유전적 요인, 폐경으로 인한 여성호르몬 부족, 스테로이드 등의 약제, 흡연, 알코올 등이 골다공증을 악화시키는 요인이다.

진단: 골밀도 검사를 통해서 진단한다. 인종, 성별이 같은 젊은 30세 정상인의 평균치를 기준으로 한 T값으로 주로 표시하며 T값이 −2.5이하일 경우 골다공증으로 진단할 수 있다.

치료: 생활습관 개선, 골절의 위험인자를 관리하여 골절을 예방하는 것이 가장 중요하며, 이에 더불어 약물 치료를 병행한다. 운동은 골밀도 악화를 줄여줄 뿐만 아니라, 평형감각을 향상시켜 낙상으로 인한 골절의 위험성을 줄여줄 수 있어 규칙적 운동을 권장한다. 이에 더불어 술, 담배 등을 피하여야 한다. 약물치료는 칼슘과 비타민D를 함께 투여하고, 이에 추가적으로 폐경기 여성에서는 이해득실을 고려하여 여성호르몬제 사용을 고려할 수 있으며, 비스포스포네이트 제제, 부갑상선 호르몬 제제 등을 사용 할 수 있다.

나이도 젊은데 고혈압과 당뇨병?(알도스테론종, 갈색세포종)

알도스테론종

증상: 고혈압, 특히 젊은 나이에 발병하였거나 잘 조절되지 않는 경우에 의심할 수 있으며, 혈중 칼륨수치가 감소, 근육 경련, 근력 저하, 두통 등이 나타날 수 있다.

병인: 부신에 알도스테론 분비 선종 혹은 부신 과형성증으로 인해 알도스테론 과다하게 생성되면서 발생하는 질환이다. 이외에도 드물게 유적적인 원인으로 혈중 알도스테론 수치가 올라갈 수 있다.

진단: 혈액검사 및 호르몬 억제검사를 통해 진단하며, 위치를 확인하기 위해서는 복부 CT를 촬영한다. 필요에 따라서 수술 전 부신정맥 채혈검사를 시행할 수 있다.

치료: 일측성 종양인 경우 수술적 치료가 원칙이며, 양측성이거나 수술이 어려운 경우에는 약물치료를 한다.

갈색세포종

증상: 두통, 땀 분비 증가, 가슴 두근거리는 증상, 혈압 증가 등이 특징적으로 나타난다. 이외에도, 기립성저혈압, 불안장애, 협심증, 떨림, 쇠약감, 혈당 상승, 위상부 통증 등이 나타날 수 있다.

병인: 혈액 내 카테콜아민(노르에피네프린, 에피네프린, 도파민 등)이라는 호르몬이 부신 또는 부신 밖의 교감신경절 종양에서 과도하게 분비되는 병이다.

진단: 혈액검사 및 24시간 소변검사를 통해 진단하게 되고, 위치확인을 위해 CT 나 MRI를 촬영하며, 때로는 핵의학검사가 필요할 수 있다.

치료: 수술적 치료를 한다.